中医肿瘤专科实训手册

主编 ◎ 李 雁 殷晓聆

ZHONGYI
ZHONGLIU ZHUANKE
SHIXUN SHOUCE

上海科学技术出版社

图书在版编目（ＣＩＰ）数据

中医肿瘤专科实训手册 / 李雁，殷晓聆主编. -- 上
海：上海科学技术出版社，2021.2
ISBN 978-7-5478-5237-8

Ⅰ．①中… Ⅱ．①李… ②殷… Ⅲ．①肿瘤－中医治
疗法－手册 Ⅳ．①R273-62

中国版本图书馆CIP数据核字(2021)第030840号

中医肿瘤专科实训手册
李　雁　殷晓聆　主编

上海世纪出版(集团)有限公司
上 海 科 学 技 术 出 版 社　出版、发行
(上海钦州南路 71 号　邮政编码 200235　www.sstp.cn)

常熟市兴达印刷有限公司印刷
开本 787×1092　1/16　印张 15
字数：160 千字
2021 年 2 月第 1 版　2021 年 2 月第 1 次印刷
ISBN 978 - 7 - 5478 - 5237 - 8/R・2254
定价：48.00 元

_____

本书如有缺页、错装或坏损等严重质量问题，
请向工厂联系调换

编 委 会

主 编

李 雁 殷晓聆

编 委
（以姓氏拼音为序）

陈 旻　方 媛　方志红　郭 鹏　侯帼帧
李明花　李树芳　陆俊骏　骆莹滨　史文翡
王 燕　吴建春　徐 静　徐夏婷　许荣忠
赵凡尘　周奕阳

前　言

恶性肿瘤现已成为一种常见病、多发病，由于肿瘤的特殊性，牵涉多个器官，症状纷繁复杂。在中医临床工作中，医师往往要面对肿瘤或肿瘤并发症的治疗。在中医肿瘤专科人才培养上，近年来也日益重视肿瘤专业科研、临床研究生及肿瘤专业规培学生的培养。

本书的作者团队根据中医肿瘤临床诊疗和教学工作多年经验的总结和积累，从实际应用出发，以培养学生临床实践能力为目的，并以运用中医手段治疗肿瘤为任务驱动方式组织实训内容编写本书。全书包括上篇、中篇和下篇，上篇介绍中医肿瘤科实习环境；中篇系统性介绍中医肿瘤基础知识观点；下篇包含各种常见恶性肿瘤，每章节包括实训目的、实训案例、实训参考，以解决案例为目的，从诊断、辨证分析、处方用药等环节展开，充分体现了中医肿瘤专科实训课程的特色。本书案例来源于临床真实病案，实训内容贴近临床实际，具有典型性和实用性，适合作为进入肿瘤科实习的本科生、研究生及进修医师的实训教材。同时，本书也可作为中医肿瘤专业医师的参考用书。

编写本书时，作者团队查阅和参考了众多文献资料，从中得到了获益和启发，在此向参考文献的作者致以真诚的感谢。编者所在单位领导和同事也在编书过程中给予了很多的支持和帮助，在此一并表示衷心的感谢。

限于编者水平，书中难免存在不妥之处，恳请读者提出宝贵的建议，以便今后修订和完善。

目　录

上篇　临床预备

中 篇　知 识 储 备

下篇　各病分论

上篇

临床预备

第一章

要开始轮转啦

　　如果你是一名中医学本科生,在过去的学习中,你可能已通过课本了解了一些中医肿瘤科常见疾病的理论知识;如果你是一名中医内科学肿瘤方向的研究生,在过去的学习中,你可能通过文献、临床以及实验研究等更加深入了解了肿瘤疾病的发病机制、治疗进展等。现在你需要做的是如何将已经学到的知识运用到临床中,学会像中医肿瘤医生那样看病,学会更好地与患者及家属沟通,从而承担治疗患者的责任,减轻其痛苦。你将成为我们临床团队的一份子,加油吧!

一、你在中医肿瘤实训中可能会遇到的问题

　　在你的实训中可能会遇到很多问题,我们在手册中会给予你一些建议和信息,帮助你面对临床问题。这里列举了一些在实训中常遇到的问题。

- 不清楚自己在临床上的职责和团队对于你的期望;
- 没有对检查报告进行及时反馈的习惯;
- 较难融入团队,并在团队中体现你的价值;
- 很难高效率地完成每日的常规工作;
- 无法顺畅地进行口头病史汇报;
- 对制定合理有效的临床治疗方案没有把握;
- 不知道如何对患者进行辨证分析,给予处方用药没有把握;
- 面对突发情况不知道如何进行干预处理。

　　希望本书能够帮助你解决以上这些问题,使你在实训过程中不断学习、实践,从而圆满完成实习,获得成长。

二、你需要在实训时完成的目标

为了圆满完成实训，首先你需要在开始实训前，了解在中医肿瘤科实训的目标。其中目标主要有以下三个方面。

- 成为中医肿瘤治疗团队中合格的一名成员；
- 具备了照顾及治疗你的患者的基本能力；
- 更加全面而深入地掌握了中医肿瘤的临床知识。

三、你需要在实训时达到的要求

实训中，对于你的要求分为三种程度，即了解、熟悉、掌握。

了解：即对患者的临床表现和检查报告具备概况性的辨识、判断能力。如："哦，我知道这个患者得的是肺癌，他的病情非常严重""他的舌质红，苔少""他的癌胚抗原（CEA）昨天的报告是 1 382 ug/l"。

熟悉：即对患者的临床表现、检查报告以及疾病的变化具备较为全面而准确的判断能力，并能够结合四诊结果进行中医辨证。如"哦，我知道这个患者晚期肺腺癌，目前疾病已经扩散到躯干骨，属于 $T_4N_xM_1$""他舌质红，苔少，结合他口干，乏力，气短，属于中医气阴两虚范畴""他的癌胚抗原（CEA）比较上次的报告上升了 500 ug/l"。

掌握：即对患者的临床表现、检查报告以及疾病的变化、治疗效果具备较为全面而准确的判断能力，能够结合患者病情给出比较符合临床规范的中西医治疗方案，并结合四诊结果进行中医辨证论治、处方加减。如"这位患者目前属于晚期肺腺癌，多发转移（$T_4N_xM_1$），由于患者目前全身情况差，无法耐受化疗，我们可以考虑采用中药联合靶向治疗""他舌质红，苔少，结合他口干、乏力、气短，属于中医气阴两虚范畴，我建议采用沙参麦冬汤为主方，并加入夏枯草、蛇六谷进行治疗""他的癌胚抗原（CEA）比上次的报告上升了 500 ug/l，我建议立刻进行腹部 MRI 检查，了解患者目前疾病情况"。

在中医肿瘤科实训的过程中，对实训人员的具体要求如下。

表 1-1　中医肿瘤科实训要求

学生	要求	内 容	
		常见疾病	临床基本技能
本科生（含留学生）、研究生	掌握	肺癌、乳腺癌、食管癌△、胃癌、肝癌、胰腺癌、大肠癌	胸穿、腹穿、中药贴敷
	熟悉	甲状腺癌、胆囊癌△、肾癌、前列腺癌、卵巢癌	穴位注射、耳穴治疗
	了解	鼻咽癌、喉癌、脑瘤、膀胱癌、子宫内膜癌、宫颈癌、恶性淋巴瘤、黑色素瘤△、骨恶性肿瘤△、软组织肉瘤△	介入治疗△、超声聚焦刀

△表示对研究生要求

第二章

会遇到谁？会需要谁

一、了解你的团队

（一）主任医师

主任医师是临床团队的主要负责人，负责对患者治疗的关键问题进行决策，定期进行大查房。一名主任医师可能同时负责几个治疗团队的日常工作指导。主任医师参与对主治医师、住院医师、实习医师的指导、培养和评价。你可能在以下情况下需要和主任医师进行交流。

- 将患者情况汇报给主任医师；
- 执行主任医师的口头医嘱；
- 跟随主任医师查房；
- 记录危重或疑难患者主任医师查房的详细内容。

（二）主治医师

主治医师主要负责治疗组的日常工作，直接指导住院医师。他们比较熟悉患者的情况，负责制定患者的治疗方案。在实习中你会有这些发现。

- 他们经常出现在病房中，给出医嘱；
- 他们具有扎实的专业知识；
- 他们关心患者的病情变化，重视最新的检查结果。

（三）住院医师

住院医师主要负责执行主治医师指定的治疗方案。在实习中你会同住院医师有较多的接触，他们能快速、有效率地完成病房工作，并且你会有这些发现。

- 他们会及时地记录治疗的经过；

- 他们能快速地反馈、处理患者的检查化验结果；
- 他们执行上级医师的治疗方案。

（四）实习医师

刚进入病房工作的实习医师，已基本掌握临床相关知识，但缺乏临床经验。在实习的过程中，你的主要工作有以下这些。

- 协助住院医师完成日常的诊疗工作；
- 同所管理的住院患者及家属进行交流沟通；
- 及时发现患者的病情变化，及时对检查结果反馈。

（五）护士

病区的护士负责患者的日常护理及执行医嘱。她们非常了解住院患者的情况，包括患者的各种信息，如病情、性格、脾气等。在实习阶段，身边负责、认真、有经验的护士会给予你很大的帮助。在实习过程中，你应该做到以下这些。

- 了解和你一起负责患者的护士的名字；
- 向护士确认你和住院医师所下达的医嘱是否有效的执行，尤其是一些重要的医嘱变动，如医嘱开始的日期，化疗药物的顺序等；
- 保持工作环境的整洁、有序。

二、了解医院中的辅助科室和人员

（一）病区公务员

病区公务员通常负责传递检查申请单、化验和检查报告单，接送患者。如果你开医嘱让患者进行某种检查，他们知道何时送他们去何处，且负责安全地接你的患者回到病房。

（二）药剂科

药剂科负责配置医嘱所开的药物，药剂师也会对于你所开的医嘱的合理性、安全性进行评估。他们可能会在治疗的安全性上对你的医嘱提出药理方面的建议。与药剂科的专业药师进行交流，也会帮助你更好、更合理、更安全地用药。

在中医肿瘤科的实习中，由于可能牵涉麻醉药物和精神类处方药物的合理用药，临床医师需要参加相关培训，方可开具麻醉药和精神类药物特殊处方。

（三）医院其他临床部门

医院其他临床部门主要包括影像学中心、B超室、心电图室、检验科、病理科、内窥镜室等。了解这些部门的运行方式，可以帮你合理安排患者的检查时间、顺序，尽快获得你所需要的临床数据结果。

三、了解并安排你的工作时间

以下是根据中医肿瘤科情况推荐的一份时间安排表，你可以根据所在实训单位的实际情况进行修改。

（一）交班前：7:00～7:30

在晨交班前，了解所分管的患者在你昨天离开医院后发生的情况变化。你可以通过以下的方法进行。

- 询问夜班的护士了解昨晚发生的事件；
- 通过翻阅患者的病历看是否有医嘱等记录；
- 询问患者本人昨夜的情况，检查患者的体征（通过本方式可以加强医患之间的沟通）；
- 检查是否有新的实验室或检查结果回报。

（二）晨交班：7:30～8:00

晨交班由科室所有医护人员参加，包括主任医师、主治医师、住院医师、实习医师、护士，由夜班护士汇报各病床患者情况，值班医师补充汇报。通过晨交班不仅可以了解自己分管床位上患者的情况变化，也可了解病区中其他患者的情况，为值班应急事件的处理做准备。

（三）查房：8:00～10:00

在查房中，治疗团队对患者治疗方案、检查结果回报、发生的症状、证候进行讨论，评估患者当日情况。为当天后续工作作出安排。以下是实习医生在查房中需要做到的。

- 按照查房次序准备患者病历；
- 汇报新收患者的病史及入院情况；
- 及时记录上级医师的医嘱，使医嘱信息不致遗漏。

（四）上午工作时间：查房后～11:30

这段时间内保质保量完成你的日常工作，其中有效、准确地执行治疗计划是工作的重点。以下是你在这段时间需要做的。

- 安排患者的各项检查(如预约 CT 时间)或会诊;
- 完成日常病历的书写;
- 检查医嘱的执行情况;
- 接待新入院的患者;
- 思考患者的治疗方案,并查阅相关文献。

(五)午休:11:30~13:00

在这段时间医院或科室多会举行一些小型的会议或病例讨论,建议积极参加,这样不仅可能帮助你获得各科室相关知识,也能加强你同其他医生之间的交流。

(六)下午工作时间:13:00~17:00

在这段时间要完成当天制定的所有工作安排,也可参加一些医疗学习课程。在这段时间中,应完成以下内容。

- 跟踪各项检查结果,及时汇报,并同上级医师一同调整你的治疗方案;
- 如果你在临床上遇到一些困惑,这段时间是你同你的上级医师进行交流的最好时间;
- 同你的患者进行积极的交流,密切了解患者的情况,并对诊疗方案作必要的解释。

(七)结束当日的工作

在你结束当天的工作前,必须确定你已经完成了以下的工作。

- 确定你已经获得了患者的最新的检查回报结果,并进行了必要的处理;
- 确定你已经就需要特殊关注的患者同夜班值班医生进行了交流(如请在晚上 10 点给 7 床测一下血糖);
- 完成对病史所有内容的及时书写。

四、了解医疗保险相关知识

临床医生在制定治疗方案时,也需要结合患者的经济、家庭情况综合考虑。在进入肿瘤科临床前应了解我国对肿瘤患者的医疗保险及医疗经济的相关内容。

我国肿瘤患者的医疗费用支付主要是由三部分组成:社会医疗保险制度、商业健康保险、个人支付。其中同中医门诊相关主要是门诊大病医保制度。

（一）社会医疗保险制度

我国国家医疗卫生体制建设是在 1996 年开始起步的。目前职工基本医疗保险、城镇居民基本医疗保险和新型农村合作医疗三项基本医疗保险的参保率已经达到 95％。我国的社会医疗保险是由基本医疗保险制度和一些补充医疗保险制度构成。

1. 基本医疗保险制度

基本医疗保险制度是由国家及当地部门决定的，适合大多数参保人员医疗需求，由医疗服务机构提供的，社会医疗保险基金能够偿付的医疗服务制度。我国目前社会医疗保险支付的医疗服务项目以"三个目录"为标准，即《国家基本医疗保险药品目录》《国家基本医疗保险诊疗项目范围》《基本医疗保险医疗服务设施范围和支付标准》。

《国家基本医疗保险药品目录》由"甲类目录"和"乙类目录"两部分组成，"甲类目录"中录入的药物是全国基本统一，保证临床治疗基本药物，这类药物的费用纳入基本保险基金给付范围；"乙类目录"中录入的药物，基本医疗保险基金只部分支付，被保险人使用乙类药物时，需要先支付一定比例的自负费用，再按照基本医疗保险由社会医疗保险基金给付。

《国家基本医疗保险诊疗项目范围》中明确可以报销、可以部分报销和不能保险的诊疗项目范围。可以报销的，其费用由社会医疗保险基金支付；可以部分报销的诊疗项目，如伽玛刀、血透等，如被保险人需要进行这些项目治疗，基本医疗保险基金一般仅支付 80％，个人需支付其余 20％费用；不能报销的诊疗项目，包括 PET、挂号、义齿等费用。

《基本医疗保险医疗服务设施范围和支付标准》对医疗服务设施进行规定，可报销的费用包括住院床位费及门（急）诊留诊观察床位费，（转）诊交通费、陪护费、急救车费等费用则不予以支付。

2. 补充医疗保险

在补充医疗保险中，同肿瘤患者相关的城乡居民大病保险。根据《关于开展城乡居民大病保险工作的指导意见》明确针对城镇居民医保、新农合参保大病负担过重情况，引入市场机制，建立大病保险制度，减轻患者大病负担，大病医保报销比例不低于 50％。

（二）商业健康保险

随着医疗需求的提升，基本医疗保险只能满足基本需求，一些投保人可能根据自己的需求以及财务情况，自由地选择个人商业健康保险。根据中国保监会监督管理委员会现行的分类方法，健康保险包括疾病保险、医疗（费用）保险、失能收入保险及护理保险。

（三）上海门诊大病医保

在中医肿瘤门诊中，常会有患者询问肿瘤相关补充医疗保险政策，以下就上海地区门诊大病医保政策及办理方法进行论述。

1. 申请条件

上海市职保参保人员且符合相关险种规定的大病范围的患者。大病登记范围为：化疗（含内分泌特异抗肿瘤治疗）、放疗、同位素治疗、介入治疗、中医药治疗；重症尿毒症门诊血透腹透；肾移植后的抗排异治疗；精神分裂症、抑郁症（中、重度）、躁狂症、强迫症、精神发育迟缓伴发精神障碍、癫痫伴发精神障碍、偏执性精神病。

2. 办理流程

门诊大病登记参保人至医疗机构开具《门诊大病登记申请单》，携带身份证、医保卡（社保卡）至区医保中心或街道医保服务点办理大病登记。

3. 其他说明

门诊大病患者因治疗项目不同，可按规定选择相应的门诊大病医疗机构进行治疗、恶性肿瘤的相关治疗限于 2 多医疗机构，同一治疗项目只限于 1 所定点医疗机构。

在登记有效期内参保人需变更定点医疗机构的，可至邻近的区县医保中心或街道医保中心先申请撤销原门诊大病登记，再按上述规定重新办理登记。

门诊大病医疗登记有效期为 6 个月（从定点医疗机构开具《门诊大病登记申请单》之日起计），超过 6 个月需要继续医疗的，应按上述规定重新办理登记手续。

恶性肿瘤患者享受大病医疗待遇的期限为自肿瘤首次确诊或复发之日起 18 个月。18 个月期满后，因病情需要继续进行肿瘤化疗、放疗的，经定点医疗机构确认，期限可以酌情延长 6 个月。恶性肿瘤患者进行中医药抗肿瘤治疗项目的门诊大病医保待遇的期限为 5 年。

第三章

收治一个新患者

一、了解肿瘤患者入院治疗的目的

中医肿瘤内科患者入院治疗的总目的在于更好地改善患者生活质量，提高生存期。癌症是一种慢性病，其诊治和康复是一项长期管理的工程。在肿瘤发生发展的不同阶段会出现不同的症状，需针对性采用不同的诊断和治疗措施，当面临某些特殊的情况时，常常需要住院才能得到更好的治疗和康复。以下几种情况适合住院进一步治疗或检查。

- 疑似的肿瘤患者或复发转移的，需住院全面检查进一步确诊；
- 新辅助化疗、辅助化疗、姑息化疗，以及可能产生较大不良反应的；
- 针对肿瘤的特殊治疗，如放疗、靶向治疗、热物理治疗、免疫治疗等；
- 肿瘤晚期，出现发热、胸闷气促、消瘦乏力、剧烈疼痛、出血等并发症的；
- 因治疗或其他原因引起的脏器功能受损，如心肝肾功能受损、骨髓抑制等；
- 经门诊治疗某些症状无法有效缓解。

二、如何收治肿瘤新患者

（一）熟悉收治的一般过程

门诊医师（通常是高年资医师）开具入院证，转交病房住院医师，视病情及床位适时通知患者入院。患者接到电话通知，拿到入院证，办理入院手续，先至护士台接受检查和宣教，后至医师办公室或病房，由床位医师进行病史的采集和床边的问诊和查体，签署住院告知书，然后开具医嘱及书面的检查单,完成入院记录及首次病程录的书写。收治新患者入院过程中,需要注意以下事项。

1. 首次通知患者入院时,可简单介绍入院费用、医院医保政策及其他相关事项(如病史资料、患者是否知情、住院需准备的物资等)。

2. 考虑到一些家属会对患者隐瞒部分甚至全部病情,因此收集病史前需询问家属患者是否知情,以征求家属的同意,采取利于患者治疗的统一口径,逐渐告知患者病情,避免剧烈精神情绪刺激。

3. 采集病史前,先行自我介绍,并告知上级医师及护士长的名字。

4. 询问病史时,保持认真严肃的态度,语气平稳柔和,体态端正,帮助患者消除紧张焦虑的情绪,使其顺利进入患者的角色,建立良好的信任关系。

5. 询问病史,按照入院记录格式,从上至下,逐一询问,不要遗漏,不要重复。

6. 住院告知书通常由患者本人签署完成;若情况特殊,则需另外签署医患沟通告知书。

7. 完成问诊及查体后,尽快开具医嘱,最好在 1 小时以内。

8. 实习医师不得单独开具医嘱,需有带教医师或上级医师签名。

9. 肿瘤新患者入院,需要在出院前完成肿瘤的填报。

10. 入院记录要求在 24 小时内完成,首次病程记录要求在 8 小时内完成。

(二) 入院病史采集过程中需要注意的事项

入院记录的书写规范,请参照《中医病例书写基本规范》。以下内容为中医肿瘤科入院病史采集过程中需要突出的内容。

1. 主诉是指促使患者就诊的主要症状及持续时间,通常为确诊肿瘤的时间,加上患者迫切需要解决的某症状的持续时间。

2. 现病史中需记录肿瘤的发生、演变、诊疗等方面的详细情况,按时间顺序书写,并结合中医问诊要求,记录当前情况。重点记录肿瘤术后的病理检查报告、分子检测报告、CT/MRI/PET - CT 等特殊检查;术后采取的重要治疗手段,如放疗、化疗、靶向治疗等用药情况以及疗效、不良反应的评估情况。刻下症状,需记录中医有关的精神状态、睡眠、饮食、舌苔、脉象等。

3. 家族史需问诊直系亲属中有无罹患肿瘤的情况。

4. 体格检查应当按照系统顺序进行书写。内容包括体温、脉搏、呼吸、血压,一般情况(需包括中医四诊的神色、形态、语声、气息、舌象、脉象等)。

5. 应当根据肿瘤所在部位记录专科特殊情况。如记录肺癌患者肺部的专科检查,记录消化道肿瘤患者腹部的专科检查。

6. 记录入院前所做的与肿瘤相关的主要辅助检查及其结果。注明检查日期、检查单号以及医疗机构名称。

第四章

查房的规矩

一、目的和意义

临床查房是临床教学的一部分，是培养规培医师临床诊疗思维能力和临床实践能力的有效途径，其目的在于促进医学生的医学理论知识与临床实践相融合，促进医学生向临床医生的过渡，同时加强临床基本技能与临床思维的培养。临床查房也有助于提高临床医师的教学水平和带教能力，达到教学相长，提高临床教学质量和管理水平的目的。

二、基本要求

（一）查房次数

科主任、主任医师查房每周1～2次，主治医师每日一次查房，一般在上午进行；住院医师对所管患者每日至少查房2次。对于危重患者，住院医师应随时观察病情变化并及时处理，必要时可请主治医师、科主任、主任医师临时检查患者。

（二）查房前的准备

住院医师针对查房要求，事先查阅、复习与该病例相关的理论知识。查房前要提前熟悉患者当前的病情和基本生命体征，掌握病情病变、发展、近期存在的问题，做好病史汇报的准备，熟悉检查化验结果。准备好查房所需的器械，包括血压计、体温表、听诊器、手电筒、刻度尺、压舌板、棉签等。

（三）查房进出病房顺序及站位（以教学查房为例）

1. 进出病房顺序：按主任医师、主治医师、住院医师、实习医师的顺序进出病房。

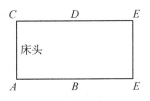

图 4-1　查房站位示意图

A：查房主持医师；B：主治医师；C：操作的规培医师；D：其他医生；E：观摩人员

2. 站位：查房主持医师和主治医师站在病床右侧，汇报病史住院医生及其他医生站在病床左侧（见示意图）。

（四）查房着装

查房时，查房人员须穿着整齐，白衣整洁，戴口罩，佩戴胸卡；注重无菌观念，注意无菌操作；查房时语言文明，操作轻柔，注意保护患者。查体前向患者解释，取得支持，查体后对患者的配合要表示感谢；树立良好的医德风范。

三、查房内容

（一）住院医师查房

要求重点巡查急危重、疑难、待诊断、新入院、化疗患者，同时巡视一般患者；熟悉每位患者病情及检查化验报告单，分析检查结果，提出下一步治疗意见及完善必要的专科检查；检查核实当天医嘱执行情况，给予必要的临时处理医嘱、次晨相关检查医嘱；询问患者一般情况，主动征求患者对医疗、护理、生活等方面意见。

> **延伸阅读**
>
> 十问歌：一问寒热二问汗，三问头身四问便，五问饮食六问胸，七聋八渴俱当辨，九问旧病十问因，妇人尤必问经期，迟速闭崩皆可见，再添片语告儿科，天花麻疹全占验。

（二）主治医师查房

要求对所管患者进行系统查房。尤其对新入院、危急重、诊断未明、治疗效果不佳及化疗患者进行重点检查与讨论；听取住院医师对患者病情汇报，倾听患者陈述，检查病历并纠正其中错误，了解患者病情变化并征求患者对医疗、护理、饮食等意见；核查医嘱执行情况及治疗效果。

（三）主任医师查房

主要解决疑难病例，审查对新入院、重危病员的诊断、治疗计划、决定化疗方案、抽查医嘱、病历、护理质量、听取医师、护士对诊疗护理的意见,提出诊治意见,并做出明确的指示。

四、教学查房

(一)管床住院医师向主任医师汇报病例情况

汇报病史内容包括一般情况(姓名、年龄、性别、职业等),主诉、简要病史、入院情况、查体及其相关实验室结果、诊断及治疗方案选择等,住院后病情变化、诊疗效果及重要的辅助检查结果。要求脱离病历简明扼要汇报病史、查体及其相关实验室结果、诊治等内容。汇报完毕后,可由上级主治医师作必要补充说明。

要求脱离病历,采取背诵的方式进行,语言流利、表达精练、重点突出,时间 4～8 分钟。

(二)患者主治医师补充汇报

重点补充近期病情演变以及住院医师汇报中遗漏的病情。

要求不重复住院医师已汇报过的内容,主要补充不足并提出需要解决的问题,时间 2～3 分钟。

(三)教学查房主持人(教学主任)指正汇报内容

通过询问患者,进一步了解、掌握病情,核实病历汇报内容,在此基础上,针对汇报中的不足或缺漏之处予以指正。查房主持人应引导学生掌握汇报病史的要领。

(四)检查患者

由住院医师做体检操作,重点做专科检查,主要是与诊断及鉴别诊断有关的体征。住院医师一边操作一边叙述主要内容,主任医师要观察住院医生是否发现阳性体征,引导他发现并感知阳性体征,尤其是被忽略或误识的体征。

五、行为规范

体现医学人文关怀:维护患者的合法权益,保护患者的隐私权,注意医疗保护制度。

遵守无菌原则:体格检查前后要洗手,必要时进行手部消毒。

文明礼貌:着装大方,语言文明,操作轻柔,礼貌待人,体恤患者。

第五章

不慌不忙做好查房汇报

作为一名见习生或者实习生，应当深入临床一线，就不应当只作为一个"学生"，只是跟在老师后面记记笔记、测测血压血糖、贴贴化验单那么简单，而是需要把自己定位为一名"住院医生"，而住院医生最基本的工作就是管理自己床位上的患者。

一、临床上需要汇报病史的几种情况

临床上需要汇报病史的有交班、上级医师查房、请会诊、病例讨论、学术交流等，由于在这些情况下汇报病史的目的不同，因此在汇报病史的内容方面也应有所不同和侧重。

（一）交班

交班的目的是让同科室的同事了解病房重点患者的病情，因此对新入院的患者应重点交代患者的主诉、阳性体征及诊断以及需要关注的事项，对于入院数日的患者主要交代病情有明显变化的、有过临时处理的，以及危重的患者，内容应重点放在病情变化及接班医生需要知道的注意事项，而不必全面重复交代患者的整个病史。

（二）查房

查房分两种情况，一是每天的日常查房，二是上级医师的查房。对于日常查房汇报病史重点应该放在当天患者的一般生命体征状况，如体温、呼吸、脉搏、血压、睡眠、大小便、饮食等情况，以及以前的临床症状体征在治疗后有无好转等。上级查房时汇报不仅要全面地汇报病史内容，而且还要汇报入院后的病情变化、治疗后的反应、目前诊断和治疗上存在的问题以及将要行的治疗等。

（三）会诊

请其他医生或专家会诊汇报病史时除了介绍病情外,应该特别注意汇报会诊科室有关的临床症状、体征、辅助检查资料以及请会诊目的和要求。

（四）病例讨论、学术交流

病例讨论以及学术交流时应着重注意介绍病例讨论目的、患者病情存在的疑难点、治疗的矛盾点、治疗运用后的特殊疗效等。

对于见、实习生、规范化培训医生来说比较常接触的是上级医师查房。按目前规定,主任医师查房每周 1～2 次、主治医师查房每日 1 次,在每周上级医师的查房中,住院医师最重要的是如何将自己的患者的信息汇报给上级医生。病例的汇报需要从患者处获取完整的病例资料,包括病史资料、治疗过程、诊断、治疗计划、治疗效果等,最好还需要有自己的诊疗体会和总结。以一个新患者为例,让我们看看汇报中需要注意哪些内容。

二、汇报前的准备

1. 熟练掌握汇报患者的疾病诊疗过程。熟悉患者的个人信息,包括患者年龄、个人史、过敏史、婚育史、家族史、疫区接触史,女性需要完善月经史、生育史,男性则不要遗忘烟酒史。

2. 熟悉患者的既往史,包括糖尿病、高血压、冠心病、慢性支气管炎等慢性疾病史,手术外伤史,传染病史,其他疾病史。

3. 熟悉患者的现病史,肿瘤科患者以良、恶性肿瘤患者为主,要求了解此次患者入院的主诉、肿瘤发生、发现、发展三个过程的详细情况,做了哪些肿瘤相关治疗,疗效如何,放化疗等治疗有无出现不良反应等。

4. 熟悉患者的实验室检查,包括既往手术病理报告、影像学检查、基因检测报告,当前影像学复查报告、血液检查报告、尿粪检查报告等,必要时应当与之前的报告作对比,了解疾病转归趋势。

5. 熟悉患者查体的阳性体征,尤其是内科疾病,查体尤其重要。譬如恶性肿瘤患者,腹膜转移产生腹水出现移动性浊音,腹部触诊可能触及腹部包块,浅表淋巴结可能出现肿大,根据查体的阳性体征,可以指导进一步检查和治疗。

6. 了解患者的经济状况、心理状态、危重患者家属的治疗意愿。肿瘤在治疗过程中可能涉及自费药物治疗,需要提前了解患者使用意愿。肿瘤晚期病情不可逆,部分危重患者临终前病程痛苦,仅以对症治疗为主,缺乏有效治疗手段,应当与患者及患者家属及时沟通了解他们自己的意愿。

三、汇报患者的哪些信息

1. 主诉:主诉非常重要,其中包含了一些必要的信息,包括疾病方向、发病时间、当前主要不适症状,可以让上级医师在第一印象中了解患者的情况。

2. 诊断:诊断非常重要,尤其是恶性肿瘤,明确病理性质和分期非常关键,不同病理类型对放疗、化疗、靶向等治疗敏感性不同。

3. 主要治疗过程:包括是否手术,术后是否行放化疗,放化疗方案和次数,靶向治疗种类,是否病情进展,进展后相关治疗等。

4. 住院治疗目的:弄清楚患者的住院需求,方便制定诊疗计划。

5. 入院检查:关键的实验室检查结果,异常的检查数据需要熟悉背诵。

6. 专科查体:汇报阳性体征。

7. 疗效评价:告诉上级医师现阶段的治疗方案是否有效。

8. 疑问:向上级医师提出需要定夺的事情,有些诊疗分歧或者治疗难点,应及时向上级医师反应。

四、汇报病史时的注意事项

1. 汇报必须简单明了,避免冗长的病史背诵,挑主要的、重要的汇报。

2. 实验室检查异常数据,不能用临床解释的,应当汇报上级医师。

3. 客观地汇报患者情况,不因为怕被上级医师批评而故意掩盖实际病情。

4. 不能百分百确定治疗方案的时候,务必汇报上级医师定夺。

5. 抓住"患者什么病""检查有无异常""用了什么治疗""治疗有没有效"几个关键问题展开。

五、汇报后需要做哪些事情

根据上级医师查房反馈,及时更新医嘱和检查。

六、病史汇报关键点梳理

姓名,年龄,主诉,疾病诊断,治疗经过,住院治疗目的和当前诊疗方案,检查有无异常,专科查体有无异常,提出疑问由上级医生定夺。

七、总结

好的病例汇报能在最简短的时间里,让上级医生了解患者的大概情况并且明确接下来治疗的目标,为病房工作提供最高的效率,这是作为一名住院医生的基本功,能够体现基层医生的医学素养、工作态度及能力,务必牢牢掌握。

第六章

书写合格的医疗文书

　　完整、详细的医疗文书书写是实训学生的日常工作之一,通过规范化医疗文书的书写整理患者情况,记录医疗操作过程,分析患者问题,是实训的重要组成部分。

　　以下内容根据 2018 年 12 月 26 日卫生部国家中医药管理局关于印发《中医、中西医结合病历书写基本规范(试行)》的通知要求编写。

一、基本要求

　　1. 病历书写应当客观、真实、准确、及时、完整。

　　2. 住院病历书写应当使用蓝黑墨水、碳素墨水笔,门(急)诊病历和需复写的资料可以使用蓝或黑色油水的圆珠笔。

　　3. 病历书写应当使用中文和医学术语。通用的英语缩写和无正式中文译名的症状、体征、疾病名称等可以使用英语。中医术语的使用依照有关标准、规范执行。

　　4. 病历书写中涉及的诊断,包括中医诊断和西医诊断,其中中医诊断包括疾病诊断与证候诊断。中医治疗应当遵循辨证论治的原则。

　　5. 对按照有关规定需取得患者书面同意方可进行的医疗活动(如特殊检查、特殊治疗、手术、实验性临床医疗等),应当由患者本人签署同意书。患者不具备完全民事行为能力时,应当由其法定代理人签字;患者因病无法签字时,应当由其近亲属签字,没有近亲属的,由其关系人签字;为抢救患者,在法定代理人或近亲属、关系人无法及时签字的情况下,可由医疗机构负责人或者被授权的负责人签字。

二、门诊病历书写要求

1. 初诊病历记录书写内容应当包括就诊时间、科别、主诉、现病史、既往史，阳性体征、必要的阴性体征和辅助检查结果、诊断及治疗意见和医师签名等。

2. 复诊病历记录书写内容应当包括就诊时间、科别、主诉、病史、必要的体格检查和辅助检查结果、诊断、治疗处理意见和医师签名等。

三、住院病历书写要求

（一）住院病历

1. 患者一般情况内容包括姓名、性别、年龄、民族、婚姻状况、出生地、职业、入院日期、记录日期、发病节气、病史陈述者。

2. 主诉是指促使患者就诊的主要症状（或体征）及持续时间。

3. 现病史是指患者本次疾病的发生、演变、诊疗等方面的详细情况，应当按时间顺序书写，并结合中医问诊要求，记录目前情况。内容包括发病情况、主要症状特点及其发展变化情况、伴随症状、发病后诊疗经过及结果、睡眠和饮食等一般情况的变化，以及与鉴别诊断有关的阳性或阴性资料等。

与本次疾病虽无紧密关系、但仍需治疗的其他疾病情况，可在现病史后另起一段予以记录。

4. 既往史是指患者过去的健康和疾病情况。内容包括既往一般健康状况、疾病史、传染病史、预防接种史、手术外伤史、输血史、药物过敏史等。

5. 个人史，婚育史、女性患者的月经史，家族史。

6. 体格检查应当按照系统循序进行书写。内容包括体温、脉搏、呼吸、血压，一般情况（包括中医四诊的神色、形态、语声、气息、舌象、脉象等），皮肤、黏膜，全身浅表淋巴结，头部及其器官，颈部，胸部（胸廓、肺部、心脏、血管），腹部（肝、脾等），直肠、肛门，外生殖器，脊柱，四肢，神经系统等。

7. 专科情况应当根据专科需要记录专科特殊情况。

8. 辅助检查是指入院前所作的与本次疾病相关的主要检查及其结果。应当写明检查日期，如系在其他医疗机构所作检查，应当写明该机构名称。

9. 初步诊断是指经治医师根据患者入院时情况，综合分析所作出的诊断。如初步诊断为多项时，应当主次分明。

（二）首次病程记录

首次病程记录是指患者入院后由经治医师或值班医师书写的第一次病程记录，应当在患者入院 8 小时内完成。首次病程记录的内容包括病例特点、诊断依据、鉴别诊断、诊疗计划等。诊断依据包括中医辨病辨证依据与西医诊断依据，鉴别诊断包括中医鉴别诊断与西医鉴别诊断。

（三）日常病程记录

日常病程记录是指对患者住院期间诊疗过程的经常性、连续性记录。由医师书写，也可以由实习医务人员或试用期医务人员书写。书写日常病程记录时，首先标明记录日期，另起一行记录具体内容。对病危患者应当根据病情变化随时书写病程记录，每天至少 1 次，记录时间应当具体到分钟。对病重患者，至少 2 天记录一次病程记录。对病情稳定的患者，至少 3 天记录一次病程记录。对病情稳定的慢性病患者，至少 5 天记录一次病程记录。

（四）上级医师查房记录

上级医师查房记录是指上级医师查房时对患者病情、证候、诊断、鉴别诊断、当前治疗措施疗效的分析及下一步诊疗意见等的记录。

主治医师首次查房记录应当于患者入院 48 小时内完成。内容包括查房医师的姓名、专业技术职务、补充的病史和体征、诊断依据与鉴别诊断的分析及诊疗计划等。主治医师日常查房记录间隔时间视病情和诊疗情况确定，内容包括查房医师的姓名、专业技术职务、对病情的分析和诊疗意见等。科主任或具有副主任医师以上专业技术职务任职资格医师查房的记录，内容包括查房医师的姓名、专业技术职务、对病情的分析和诊疗意见等。

（五）出院记录

出院记录是指经治医师对患者此次住院期间诊疗情况的总结，应当在患者出院后 24 小时内完成。内容主要包括入院日期、出院日期、入院情况、入院诊断、诊疗经过、出院诊断、出院情况、出院医嘱、医师签名等。

第七章

值夜班的挑战

值夜班对于一位刚入肿瘤科的医生来说充满了挑战,因为你要独立面对各种突发情况。肿瘤患者的病情相较于其他科室患者的病情可能更为复杂,如何沉着面对并处理好这些来自患者的诉求并不是一件简单的事。这需要你在日常的工作中不断地向老师学习各种技巧,并将书本上学到的各种知识与临床实践相结合。随着你自身专业水平的不断提高,夜间值班即便碰到再棘手的情况也不会慌乱,能更好地帮助患者减轻痛苦。

一、熟悉患者病情

妥善处理一位患者的不适主诉,并不是简单地针对症状开个药就能解决的,作为一位值班医生,你必须对患者的病情有所了解。病情不仅是指患者刻下的情况,也包括了入院时的主要疾病病程、既往的慢性病病史及过敏史、既往其他疾病的治疗史、入院后近几日的病情变化及检查用药情况。通过快速翻阅患者的住院病史及医嘱并从中获取相关信息,对于你接下来进一步询问患者及对患者做相应的体格检查有着很大的帮助。其实熟悉一位患者的病情在平时的日常工作中就应该开始积累,特别是对于那些病情较重的患者,不单是通过查阅其病历来了解病情,还可以在日常的交班中获取相应的情况。

二、监测生命体征,与患者交谈

熟悉了患者的病情并来到患者床前,首先做的应该是测量患者的呼吸、血压、心率以及体温、血氧饱和度等一些基本的生命体征,这些对于评判患者的病情轻重有很大的帮助。在为患者测量生命体征的同时,可以与患者交谈,询问其主要的不适,并进一步询问病史信息,让自己对患者的整体情况能有更好的把控。为患者测量生命体征以及交谈询问的过程对缓解患者的紧张情绪有很大的帮助,同时也能让患者对你产生一定的信任。

三、体格检查

在掌握患者的病史、主诉、生命体征之后,对于患者的疾病应该已经有了一个初步的判断,接下来就应该做相应的体格检查。此时的体格检查应有一定的侧重点,并不建议按照诊断学中所教的那样从头到脚把所有系统全都做一遍,应当针对患者的不适部位去做相关系统的体检,否则遇到患者的病症比较紧急危重,过分繁琐的体格检查反而会影响对患者的救治。只有对病情做出正确的预判才能对患者进行简洁而又全面的体格检查,这不单能证实自己的判断,同时也能对其他容易混淆的疾病做出鉴别诊断。

四、辅助检查

进行了完善的体格检查之后,对于患者的诊断应该已经有了眉目,但是此时可能还需要进一步对患者进行相应的辅助检查,以更好地做出诊断及鉴别诊断。因为体检也好、询问患者病史也好,这一系列过程中会产生很多主观的判断,对于临床经验并不丰富的你来说,往往会造成误判。配合抽血化验、心电图、影像学检查,能对患者的病情做出更加客观的评价,这不但是对患者的负责,也是对自己的保护。

五、开具用药医嘱

完成上述的一系列步骤后,最后就该决定如何来治疗患者的病症了。开药时往往会碰到一个情况,夜间值班的可用药选择比白天时候少,因为一般情况下各大医院晚上只有急诊药房,所以在药物的选择上应该更有针对性。在保证疗效的前提下,对于能用口服药解决的情况,尽量减少使用静脉用药。

⚠ 特别提醒

　　如果你还未得到医师资格或者已经得到医师资格但未注册,那么你开具医嘱必须在上级医师的指导下进行,不然一旦发生意外事件,不仅会对患者造成伤害,对于你和你的上级医师都会造成严重的影响。

六、书写病程录

书写病程录是绝对不能忽视的一个步骤,对于患者的主诉症状、生命体征、体格检查、辅助检查以及用药,在病程中都必须有记录。对当时情况的真实记录能让之后的接班医生以及床位医生更好地处理患者的病症,而且如果由于各种原因需要对患者病情进行讨论,详实的病程记录能起到很好的指导作用。更重要的是,由于当下比较紧张的医患关系,如实记录病程,对于自己也是一种保护。

七、观察患者的治疗效果

在对患者用药后,不能忘记对患者的治疗效果做一个评估,观察患者的不适症状是否缓解,如果有所缓解的话,相较之前缓解程度如何,或者患者是否又有新的不适症状发生,这都是需要去重新观察的情况。假如患者的情况较前无明显好转甚至病情加重,那么你就要思考之前的诊断处理是否得当,是不是需要换一种诊疗思路、治疗方法。

八、建议

1. 要让自己保持镇定,有时候患者或者家属会在你面前表现得十分慌乱,此时如果你在他们面前表现出任何犹豫或者手足无措,都会让他们对你之后的处理心存疑惑缺乏信任。因此在日常的工作中要带着思考去学习,光看上级医师如何处理患者是不够的,要多问几个为什么,在老师开任何医嘱前应该自己心里先想好自己的医嘱,这样才能更快地去掌握各种处理情况的方法,也会让你自己独立值班时更有自信。

2. 在等待辅助检查报告的阶段不要"闲着",应该给予患者一些最简单而又不会产生不良后果的小处理,这样能很大程度上避免患者及家属的不满情绪。比如发热的患者可以先给予冰袋物理降温;处于低血糖但是神志清醒的患者,可以先让他先吃一点巧克力;恶心呕吐严重的患者,如果有无法坐起的情况,一定要让患者侧卧,避免仰卧时呕吐物误吸导致窒息;还有遇到那些患者病情比较危急的情况,给予吸氧以及开通静脉补液通路是十分重要的。

3. 不要有"嫌麻烦"的心理,这里的嫌麻烦有两层意思,其一是对那些频繁呼叫你但是症状又比较轻微的患者,心里觉得麻烦同时又有所轻视。这样的心理状态其实很危险,有时候那些被忽略的轻微症状很有可能一下子演变为十分严重的危重病情,一定不要因为这样的心理而不去看患者,不然到时候不但会危及患者的生命,更有可能影响到你自己的执业生涯。其二是指发生那些你自己感觉无法处理或者可能处理不好的情况时,你可以寻求上级医师的指导以及帮助,不要因为害怕被老师嫌弃而放弃这样的机会,否则同样会延误患者的诊治,而且事后所有责任都得由你一人承担。

4. 对于患者的诊治过程不仅是解除躯体的不适,还要对患者多多安慰、多多鼓励。在你面前的是一个活生生的人,因为生病他会不安、会恐惧,医师在患者面前的言行对于他心理的影响是十分巨大的。假如你在患者面前唉声叹气、手足无措,那患者的恐惧心理必然是会加重的,有时候这样的心理变化甚至会加重病情。因此在和患者的整个交流过程中,可以多对他说:"会好起来的""会有办法的""医师就在你身边不要怕"等能起到鼓励作用的言语,有时候和患者握个手也能缓解他的紧张情绪。

每个夜班对于医师来说都是一次未知的挑战,因为你不知道晚上会发生什么,决定你能不能处理好患者病症因素有很多,最重要的就是在日常的工作中去积累经验,只有当你自己的知识能力累积到一定程度后,在值夜班的时候你才不会慌乱,才能更好地解除患者的各种病痛。

第八章

对肿瘤患者疼痛的处理

　　癌痛是癌肿浸润、压迫周围神经组织所引起的疼痛,是造成癌晚期患者主要痛苦的原因之一。多发生在肝、骨骼、肺、胃肠等脏器,疼痛多数为持续性,常突发剧烈疼痛。本病多发于中晚期癌症患者,50%～80%的疼痛患者因各种原因未能得到有效控制,影响生活质量。疼痛也是人们谈癌色变的一个原因,虽然近年来癌痛患者的规范化治疗取得了比较大的进展,但还未能根治。

　　本病属于中医"痛证"范畴。"不通则痛,通则不痛。"不通的意思是障碍,是指气血受到某些因素的影响,产生郁滞、冲逆、瘀结等病变。经络闭阻、营卫凝涩、气滞血瘀等是疼痛发生的主要病机。现代医学主要是采用世界卫生组织(WHO)提倡的三阶梯镇痛药物疗法控制疼痛。

一、疼痛强度评估

(一)数字分级法(NRS)

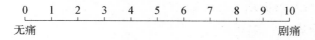

0　1　2　3　4　5　6　7　8　9　10
无痛　　　　　　　　　　　　　　　剧痛

(二)主诉分级法(VRS)

0级:无痛。

1级(轻度疼痛):虽有疼痛但仍可忍受,并能正常生活,睡眠不受干扰。可不用药。

2级(中度疼痛):疼痛明显,不能忍受,要求服用镇痛药物,睡眠受干扰。

3级(重度疼痛):疼痛剧烈不能忍受,需要镇痛药物,睡眠严重受到干扰,可伴有自主神经功能紊乱表现或被动体位。

（三）脸谱法

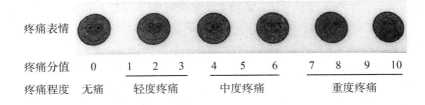

疼痛表情						
疼痛分值	0	1 2 3	4 5 6	7 8 9 10		
疼痛程度	无痛	轻度疼痛	中度疼痛	重度疼痛		

二、中医治疗

（一）中药内服

1. 气虚证

治则：益气健脾。

方剂：四君子汤加减。

2. 气滞证

治则：疏肝理气。

方剂：柴胡疏肝散加减。

3. 血瘀证

治则：活血化瘀。

方药：失笑散、少腹逐瘀汤加减。

4. 痰浊证

治则：化痰止痛。

方药：导痰汤加减。

（二）中成药

1. 新癀片，每次 2～4 片，每日 3 次，口服。本品兼有退热作用，疼痛伴发热者尤为适宜。

2. 复方苦参注射液：复方苦参注射液 20～40 ml 加入 5％葡萄糖注射液 250 ml 或 0.9％氯化钠注射液 250 ml 静滴，每日 1 次。

（三）中药外治

1. 麝香解痛膏

组成：生附子、丁香、石菖蒲、川芎、大黄、徐长卿、红花、冰片、甘松、麝香等 13 味。

功效：活血、散寒、止痛。

主治：用于扭挫伤，关节酸痛，癌性疼痛等。

用法：贴于疼痛处，每 6～8 小时换 1 次。

2. 蟾乌巴布膏

组成：蟾酥、川乌、两面针、重楼、关白附、三棱、莪术、细辛、丁香、肉桂、乳香、冰片等 24 味。

功效：活血化瘀，消肿止痛。

主治：用于扭挫伤，关节酸痛，癌性疼痛等。

用法：贴于疼痛处，每 6～8 小时换 1 次。

3. 奇正消痛贴膏（藏族验方）

组成：由独一味、姜黄等药味加工而成。

功效：活血化瘀，消肿止痛。

主治：用于急慢性扭挫伤、跌打瘀痛、骨质增生、风湿及类风湿疼痛。亦适用于落枕、肩周炎、腰肌劳损和癌性疼痛等。

用法：将小袋内润湿剂均匀涂在药垫表面，润湿后直接贴于患处或穴位，每 24 小时换 1 次。

（四）针灸治疗及外用法

1. 针灸法：循经取穴，配合阿是穴。留针 10～15 分钟。每日 1 次，严重者可每日 2 次。

2. 耳穴：常用取穴取肝、心、神门、交感、皮质下穴位等。用王不留行子放在 3～4 mm 胶布贴在耳穴上，用拇指与食指相对轻柔或按压局部 2～3 分钟使患者头部或全身微汗出为止。常用穴位耳尖、热穴、皮质下等。

3. 灸法：取穴阿是穴、足三里等。暴露上述穴位，施以雀啄灸，每穴 5～7 分钟，以皮肤红晕、湿润为度。每日治疗 1 次。

三、西医治疗

（一）治疗原则

1. 按阶梯给药，逐级用药。

2. 首选口服给药，依次选用经皮、经直肠、经皮下、经肌肉、经椎管等。

3. 定时给药。

4. 用药个体化,从最小量开始。

5. 注意具体细节,防止不良反应,监测生命体征。

(二)癌痛的三阶梯给药原则

1. 第一阶梯:轻度疼痛给予非阿片类(非甾体抗炎药)加减辅助止痛药。注意非甾体止痛药存在最大有效剂量(天花板效应)的问题。此阶梯常用药物包括双氯芬酸、塞来昔布、布洛芬、吲哚美辛、扑热息痛、阿司匹林等。

2. 第二阶梯:中度疼痛给予弱阿片类加减非甾体抗炎药和辅助止痛药。弱阿片类药物也存在天花板效应。此阶梯常用药物有可待因、盐酸布桂嗪、曲马多等。

3. 第三阶梯:重度疼痛给予阿片类加减非甾体抗炎药和辅助止痛药。强阿片类药物无天花板效应,但可产生耐受,需适当增加剂量以克服耐受现象。注意,使用吗啡的癌痛患者极少产生成瘾性,应纠正部分患者及家属的错误观点。此阶梯常用药物有吗啡、羟考酮、芬太尼等。度冷丁这一以往常用的止痛药,由于其代谢产物毒性大等因素,未被推荐用于控制慢性疼痛。

(三)阿片类药物的规范化滴定和转化

阿片类药物的滴定

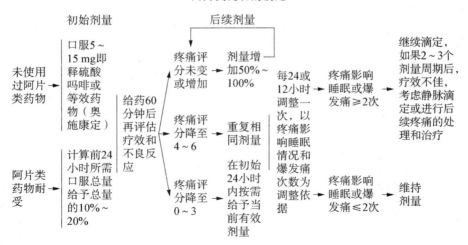

（四）剂量滴定需要熟练掌握的数据

表8-1 药物给药途径及等效剂量

药物	非胃肠给药	口服	等效剂量
吗啡	10 mg	30 mg	非胃肠道：口服＝1：3
可待因		200 mg	非胃肠道：口服＝1：1.2
			吗啡（口服）：可待因（口服）＝1：6.5
曲马多		150 mg	吗啡（口服）：曲马多（口服）＝1：5
羟考酮		15～20 mg	吗啡（口服）：羟考酮（口服）＝1.5～2：1
芬太尼透皮贴剂	25 μg/h（透皮吸收）		芬太尼透皮贴剂 μg/h，q72 h 剂量＝1/2× 口服吗啡 mg/d 剂量
对乙酰氨基酚			对乙酰氨基酚（口服）：羟考酮（口服）＝200：1

第九章

诊疗中的人文关怀

在临床中,肿瘤患者长期处于应激的社会环境中,身体的心理、生理平衡会受到极大挑战。强烈而持久的心理社会刺激,使身体某些功能出现持续性的异常,导致身心疾病。在诊疗过程中应注意体现人文关怀的精神,注意不同阶段患者的心理特点。

一、不同阶段心理特点

在疾病发现、治疗、康复、复发、终末期等不同阶段,患者的心理反应表现出不同的特点。

（一）发现确诊时期

当患者一开始发现疾病时,一般会产生一种强烈的否认心理,在他们内心深处会强烈地否定这个事实,例如,他们会认为"我怎么会得这种病?""我身体一直健康,不可能得肿瘤的!"他们一部分会怨天尤人,感慨命运不公,千方百计寻找最佳治疗方案,也有部分患者呈过度警觉或焦虑状态,放弃治疗。

（二）治疗阶段

经历了确诊时的煎熬,从最初的否认、对肿瘤的恐惧转变为接纳,开始接受治疗。在治疗过程顺利时,患者大多心态较为积极,可以有效配合医护,治疗工作开展较为顺利。但如果治疗结果未达到患者预期,或患者及家属预期较高,无法接受失败的结局,有时会出现强烈的抗拒治疗行为,或对治疗方案充满怀疑,甚至会质问医护人员,或将错误归咎于治疗不当。

（三）康复阶段

患者经过治疗,处于康复、恢复过程中,心理状况也会随之改善,开始回归社会。但也有部分患者可会因为手术或治疗导致的身体可见损伤引发自卑情绪，或对于治疗导致的后遗症产生痛苦、厌恶的不良情绪。也有些患者会选择遗忘或拒绝提及疾病的情况，不配合定期检查。

（四）复发阶段

肿瘤的复发往往预示着肿瘤无法根治，许多患者在发现复发转移后会陷入深深地自责，认为自己应对此负责，心理受到巨大的震荡，变得焦虑及抑郁。一部分患者会积极治疗，但有可能轻易相信偏方、秘方，导致医治的困难。而另一部分患者则可能会出现自暴自弃的想法，或是由于经济压力，或是恐惧治疗的不良反应，从而放弃治疗。

（五）终末期阶段

此时，肿瘤患者会出现严重的抑郁以及绝望心理，由于多伴随较高程度的疼痛、气急、乏力、消瘦等症状，他们对死亡充满恐惧，表现出害怕被遗弃的心理，完全丧失希望，甚至出现谵妄、自杀的倾向。

二、多手段实施干预

对恶性肿瘤患者焦虑最有效的干预应包含心理干预和药物干预。由于恶性肿瘤本身和治疗导致的躯体症状常常与焦虑的产生的躯体症状同时存在，因此需早期识别。应将对患者肿瘤导致的心理障碍进行干预。

（一）非药物干预

促进患者积极面对疾病，调整社会认知，对疾病的发展及治疗的预期对患者进行充分宣教，并对患者家属进行宣教，为患者提供情感支持。建议患者加入或自发组织类似遭遇的患者群体，获得精神力量。支持患者通过某些渠道，表达和宣泄情感，不论是积极还是消极的情绪。

面对患者时，要有充分的耐心，倾听患者的讲述，让患者可以安心倾诉，而不会被歧视或异化。提供肿瘤康复案例，与患者及家属共同学习，应对困难，保持健康的态度，从而促进疾病的康复。在某些微创治疗和检查的执行过程中，要给患者充分的思想准备，有效地言语引导和暗示，尽量减轻患者痛苦。

帮助患者培养丰富的兴趣及减压途径，如联系静坐冥想，进行正念练习。音乐疗法有助于患者改善情绪，减轻压力，配合治疗。

临终患者需要承受痛苦的躯体症状，这迫使他们会求助于神灵，对这些问题的推究会影响患者的心理稳定，对于患者哀伤、被遗弃的情绪要积极调整，引导患者及家属平静面对。

（二）积极控制临床症状

疼痛、乏力等躯体症状的反复刺激，是影响患者情绪进而影响心理的重要因素，躯体症状相关症状可加重抑郁表现，积极有效地控制症状，减轻疼痛，改善睡眠等治疗措施，可有效提高患者的生存质量，进而改善情绪，稳定心理状态，增加患者的信心。

（三）药物干预

对于焦虑症状严重的患者可以考虑使用药物治疗。药物疗效显著且起效较快，但如无法改善原发病，作用不能维持。要注意使用以下几类药物。

1. 阿片类麻醉药：阿片类麻醉药主要用于镇痛，同时可改善呼吸困难及相关焦虑，应按照规范流程执行。

2. 苯二氮䓬类药物：苯二氮䓬类药物是治疗焦虑障碍的主要药物，可有效抗焦虑，有镇静催眠作用。长期应用可产生依赖，过量使用有抑制呼吸的风险，不应长期使用，停止用药时应当逐步减量，从而减少阶段症状的发生。

3. 抗惊厥药物：抗惊厥药物可用于合并止痛，改善惊厥，如普瑞巴林、加巴喷叮，也有抗焦虑抑郁的作用，可合并止痛药使用。

第十章

与患者及家属有效沟通

在肿瘤科日常工作中，如何做好与患者及患者家属的有效沟通是患者整个治疗过程中十分重要的内容，必须引起临床医生的高度重视，有效及时的沟通能够让很多工作事半功倍，也能够创造更加和谐的医患关系，实现患者治疗效果和医护职业荣誉的双赢局面。

一、入院时签署患者知情同意书

签署知情同意书是医生与患者建立沟通的第一步。在肿瘤科诊疗过程中，在其入院或门诊就诊时首先应确认诊疗过程中的沟通对象是病患本人还是其家属。由于肿瘤科疾病的特殊性，以及部分肿瘤患者年高及年幼，存在部分患者不便充分知晓自己病情的情况，此时应该第一时间确认其委托人，并应书面签署相关告知委托书，并且如实掌握患者本人对病情的了解程度，以便就随后的病情变化和治疗调整展开有效沟通。如患者本人完全知晓病情并且不指定委托人，则应该向患者本人告知相关情况，但最好应该在其家属在场的情况下进行确认。

二、面对不同人群的沟通技巧

通常情况下，肿瘤患者及家属由于自身知识结构的局限性以及医学的复杂性，很难掌握全面的医学专业知识，肿瘤科医生要充分考虑患者的年龄性别、性格特征、文化程度、对疾病的认知、心理承受能力等多种因素。如出现病情进展、治疗失败等问题时，需要充分评估患者的心理承受能力，避免直接使用简单粗暴言语，最好在家属在场陪同的情况下进行婉转沟通，尽量使患者和家属既能知晓目前病情，又能在一定程度上接受目前状况。如面对认知能力较差、文化程度较低及老年患者时,应耐心地向其反复强调某些重点问题,如检查的必要性,药物服用方法等,让其充分知晓。如面对某些中老年女性及性格焦虑患者就一些小问题反复询问,应尽量耐心向其解释,并结合科普一些相关的医学知识和科学道理,解除其怀疑和焦虑,解决其问题,并稳定其情绪。

三、沟通强调实施人性化情感投入

在开展诊疗工作过程中,言语使用要尽量和气,避免直呼床号,可用"老王""小张""刘阿姨"等称呼消除陌生感,应时时面带微笑,主动与患者握手问好、轻轻拍背、说个小笑话等方法均可使患者减少与医生的陌生感,有助于加强与患者之间的沟通和交流。另外,还可以从了解患者家庭状况、教育经历、看病经过等入手。如面对部分有过上山下乡经历的中老年患者,可以尽量了解其年轻时的学习工作经历,并给予肯定和赞扬。如果面对外地来就诊患者,则应适当了解其家庭情况,减轻其经济负担和思想负担,让其消除离家的不适应和孤独感,尽量拉近与患者的心理距离。积极换位思考,从感情上同情和爱护患者们,从而建立互相信任的稳固的医患关系,为整个治疗过程顺利进行做好保障。询问病史应让患者从头说起,尽量不打断患者的表述,并应注意患者对于整个治疗过程的重点关注部分,如高额医疗费用、化疗过程中的严重不良反应,手术后的并发症等引起患者特别不舒服的经历,这些应特别予以重视,全方位考虑问题,建立信任,尽量消除患者的顾虑。

四、沟通不顺畅时的应对方法

面对个别沟通不顺畅及既往有过不愉快就医经历的患者及家属,在做好以上沟通解释工作的情况下,应知晓如果出现意外情况的处理流程。如果患者及家属对处理措施和谈话内容不满意,心存质疑,首先应耐心解释,并在第一时间向上级医师及科主任汇报,争取取得患者及家属的认同;如果沟通仍然不顺畅,对方出现言语冲突甚至有进一步肢体动作的可能,应及时告知医务科、保卫处等部门,按照医院相关流程,保护好自己及科室医护人员的人身安全。

五、如何处理患者的悲观情绪

肿瘤患者病情发展到一定阶段时,患者常常无可避免出现悲观情绪。有些患者有比较畅通的情感渠道,比如家人或者朋友能够帮助其克服悲观情绪。而有些患者则常常被悲观情绪影响,心情苦闷,无处诉说,甚至影响其治疗,此时医生应主动向患者做出解释,耐心倾听后再进行心理开导,并结合专业知识对病情做出判断,疏导其不良情绪。可列举以往曾经成功治疗类似病例的经验,使其建立信心,必要时也可以邀请有经验的上级医师、高年资护士和其家属座谈,共同进行心理开导。

六、危重患者家属的沟通方法

晚期肿瘤患者往往失去自主生活能力,长期卧床,病情危重患者由于意识丧失或者神智、情绪不稳定,大部分不具备自主决策的主客观条件,此时绝大部分的相关事由是由其家属决定,因此,与危重患者的家属沟通十分重要。首先,应向家属充分说明病情的危重程度,必须签署书面病危病重告知书,必要时需要配偶、所有子女及其直系亲属全员当场签字,并告知其需 24 h 床边陪护防止意外发生;其次,加强对危重患者生命体征的关注,做到每 2~3 h 床边反复查看,及时对症处理心率血压下降及血氧饱和度不稳定等状况,并应告知家属晚期肿瘤终末期患者为减轻痛苦,一般不进行心肺复苏术,如有必要时应向家属充分说明有创抢救措施可能造成的痛苦和创伤,让其自主选择。如患者治疗失败过世、家属情绪仍较激动时,切勿打扰,应做好相关书面文件的准备工作,在其情绪平复后再询问相关信息,填好死亡三联单,并告知其后事具体处理过程。

中篇

知识储备

第一章

中医对肿瘤的基本认识

中医肿瘤的病名是在漫长的发展过程中逐渐形成的。早在殷周时代，甲骨文就有"瘤"的病名。历代医家的临床积累，发展丰富了医籍文献中肿瘤的论述。在古代文献中对于肿瘤的病名有噎膈、反胃、乳岩、癥瘕、积聚、肠覃、肺积、伏梁、茧唇、舌菌、失荣、石瘿、翻花疮等记录。在学习中医肿瘤时，我们应先对其有一个基本认识。

一、中医肿瘤的病因

中医认为肿瘤的发生、发展和变化与正邪斗争的结果密切相关，而邪气的产生则或由内因，或由外因。

（一）内因

1. 正气虚弱：正气是对存在于人体之中具有抗邪愈病作用的各种因素的总称，包括精、气、血、津液等。《素问·刺法论》曰："正气存内，邪不可干"，又曰"邪之所凑，其气必虚"，认为人体一切疾病的发生和发展，均可以从正气不足导致邪气侵扰来分析，疾病发生与否取决于正邪相争的结果。肿瘤的发病及演变过程亦是正气不足、正不胜邪的结果，是由于人体气血阴阳亏虚，脏腑失调，痰、瘀、毒等邪气内生，久蓄聚积而发生的。人体正气虚弱是肿瘤发病的内在因素，也是其他致病因素侵害人体导致肿瘤发生的基础条件。

2. 情志失调：人体精神情志活动在中医理论里称为七情，包括喜、怒、忧、思、悲、恐、惊七种情志活动，是人体感受客观事物和现象而产生的七种不同的情志反应。通常情况下的七情变化属于正常的生理活动，不影响人体而产生疾病，但是如出现突然强烈的精神创伤或者长期持久的精神刺激，且这些创伤或刺激超出了人体生理承受能力和范围,导致人体气机紊乱、脏腑阴阳失调,则会导致疾病发生。早在《素问·阴阳应象大论》中就有情志影响脏腑功能的描述,如"喜伤心""怒伤肝""忧伤肺""思伤脾""恐伤肾"等。精神情志因素作用人体,影响脏腑气机,导致正气不足、邪毒蕴内,是导致肿瘤发生的重要内因,中医的情志理论已不断得到现代科学研究结果的证实。

3. 饮食失宜:饮食是人体生存和保持健康的必要条件。饮食失宜则常常导致脾胃失常,进而导致水谷精微化生失常以及人体气机升降不利,日久则正气受损、痰湿瘀毒积聚;饮食失宜亦可直接伤及脏腑导致脏腑失调。因此饮食失宜是导致肿瘤发生的重要原因。

饮食失宜包括以下方面。

(1)饮食不节:过量饮食和暴饮暴食损伤脾胃,使脾胃受纳腐熟和运化等功能失常。

(2)饮食不洁:进食不洁食物,食用霉变食品或长期食用腌制熏烤之物等,不仅损伤脾胃,也可直接毒害脏腑,使脏腑功能失调。

(3)饮食偏嗜:食物有四气五味不同偏性,因此饮食需要合理搭配,不可长期偏嗜。如长期嗜酒、嗜食辛辣、嗜食膏食厚味或长期食用精细食物等均可影响脏腑功能,是肿瘤发生的重要原因。

4. 劳逸失常:是指过度劳累和过于安逸两方面。长期过度劳累或起居失常最易伤及脏腑气血,而过度安逸亦可损害人体,故《素问·宣明五气篇》说:"久视伤血,久卧伤气,久坐伤肉,久立伤骨,久行伤筋,是谓五劳所伤。"因此,劳逸失常也是引起肿瘤发生发展的重要因素。

(二)外因

1. 六淫之邪:中医把自然界中风、寒、暑、湿、燥、火六种不同的气候现象称为"六气",正常情况下,"六气"对万物生长具有积极意义,因而对人体无害。但"六气"太过以至超过了人体能够适应的程度从而自外而入伤害人体,则又被称作"六淫",故"六淫"是对风、寒、暑、湿、燥、火等六种外感病邪的统称。六淫之邪伤人可引发诸多疾病,包括导致肿瘤的发生。早在《诸病源候论》中就有相关描述:"恶核者,内里忽有核累累如梅李,小如豆粒……此风邪夹毒所成……""积聚者,阴阳不和,脏腑虚弱,受于风邪,搏于脏腑之气所为也。"

2. 烟草、环境污染:吸烟是引起恶性肿瘤的重要病因,约有85％的肺癌与吸烟有关,同时吸烟与其他肿瘤的发生也有密切的联系,如喉癌的发病危险性与非吸烟人群相比增加 8 倍,口咽部肿瘤增加 4 倍,食道癌及胃癌增加 3 倍,膀胱癌和胰腺癌增加 2 倍等。因此戒烟是预防肿瘤的有效手段。

除烟草外,不良的环境因素,如水和空气污染、有害工作环境等也与肿瘤发病密切相关。如长期与防锈剂接触的工人,各部位的肿瘤的发病率都有升高趋势,锡矿工人肺癌发病率较高,合成染料厂中膀胱癌较多,大量接触放射性物质的人易患白血病及甲状腺癌,长期接触石棉可能是胸膜间皮瘤的致病因素等。这些致癌的环境因素均可归属于外来之邪,因此避免这些明确的致癌物质是预防肿瘤的重要方法。

二、中医肿瘤的病机

随着近年来中医对于肿瘤临床实践的系统总结和深入研究,恶性肿瘤乃"本虚标实"的思想已基本形成共识。"正虚、痰凝、血瘀、毒聚"是肿瘤形成的主要病机,即肿瘤是人体正虚的状态下,由病理因素"痰""瘀""毒"等聚积而形成。尽管肿瘤的种类繁多,不同的肿瘤有不同的病位和病机,但从总体上来说,肿瘤的产生可归结为脏腑失调,正气亏虚之正虚,以及气滞血瘀、痰湿凝聚、热毒内蕴之邪实等病机。

(一)脏腑失调,正气亏虚

肿瘤的发病之因首先在于脏腑失调,精气化生失常而致正虚。《素问·通评虚实论》说:"邪气盛则实,精气夺则虚。"人体正气与邪气之间的盛衰强弱决定着疾病的发生与转归。正气亏损,无以抗邪,则邪气集聚,而邪气集聚又可致正气更加亏虚,终致邪盛正衰而发为肿瘤。

(二)气滞血瘀

气血是构成人体和维持人体生命活动的重要物质基础。气的作用在于推动和维持人体生命活动,血的作用在于濡养脏腑组织。气和血在人体中相互依存、相互化生,气是血生成和运行的动力,血则是气化生的基础,所谓"气为血之帅,血为气之母"。若气血失调,气虚或气滞均可使血行不畅,血行不畅又可加重气虚或气滞,遂使气滞血瘀,瘀久则易成癥瘕积聚,最终导致肿瘤发生。

(三)痰湿凝聚

痰湿是指机体水液代谢障碍所形成的病理产物,痰湿既是病理产物,又是致病因素。痰不仅包括能够咯吐出来的有形痰液,更主要包括无法咯吐而停留在脏腑经络之痰。痰可以凝结在机体上下内外,包括五脏六腑、四肢百骸、经络等,是导致或加重各种疾病的重要致病物质。痰湿的形成多由外感六淫,或七情内伤,或饮食不当等,使肺、脾、肾及三焦功能失常,津液代谢障碍,以致水液停滞而形成。痰湿阻滞气机,经脉壅滞,则血行不畅,痰浊与气血相搏结,形成肿瘤。

(四)毒邪内蕴

毒是对人体有害物质的统称,分为外来毒邪和内生毒邪。外来毒邪包括六淫病邪,外来毒邪也包括细菌、病毒、烟草、化学毒素以及霉变食物等,外毒侵害人体引起气血痰毒瘀积而易诱发肿瘤。内生毒邪则多因情志所伤,或饮食不节,或饮酒过多,或嗜食肥甘而化热酿毒,日久阻于经络脏腑,使脏腑阴阳气血失调,易引发肿瘤。

以上是肿瘤的基本病机,在临床上需要注意的是,肿瘤是一种全身性的疾病,癌症的肿块是全身疾病的局部表现,因此在治疗之时一定要从整体出发,遵扶正祛邪之法,根据患者具体的情况辨证论治,不可拘泥于病机固定的条框,所谓圆机活法,才能有望取得好的治疗效果。

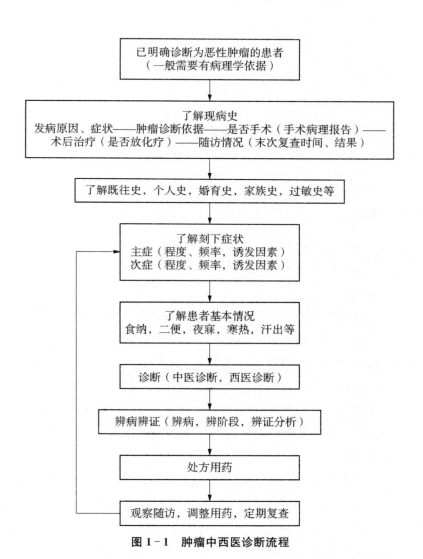

图 1-1　肿瘤中西医诊断流程

第二章

中医的法宝：望闻问切

　　一般来说，到中医肿瘤科就诊的患者大多是西医诊断明确的患者，而我们首先要做的就是通过正确的诊查方法（即望、闻、问、切四诊）搜集临床资料，然后加以综合、分析、归纳，最后做出准确的判断，为治疗提供依据。

一、望诊

　　望诊就是通过视觉去观察患者的精神、形态、肿瘤病灶、舌体、皮肤黏膜等变化的一种方法。

（一）望神

　　对于肿瘤患者而言，望神非常重要。神情爽朗是精力充沛的表现，是谓"有神"；目光无彩，神情颓废或萎靡不振，谓之"失神"；就临床来看，初诊患者望之"有神"，哪怕病重，若医患密切配合，积极治疗，仍有改善症状的可能；若望之"无神"，哪怕早中期肿瘤患者，由于患者多缺乏信心，悲观失望，无法很好地配合医生诊治，治疗可能效果欠佳。若病已至极晚期，出现目光呆滞、循衣摸床，是神气将绝的先兆，这时治疗应非常谨慎，以免突发意外。

（二）望病灶

　　对于一些病灶没有切除的患者，我们需要仔细检查肿瘤生长的部位、数量、大小、形状，表面是否粗糙、光滑，周围界限清楚与否，皮肤有无充血发绀、血管曲张等。如有溃疡时，须检查其部位、大小、边缘，溃疡底是否光滑，有无分泌物及其颜色、性质、气味等。一般来讲，神色鲜明，目光有神，神志清楚者，为良性肿瘤，或癌瘤初起，或生长在体表面尚未损害正气；反之神色晦暗、沉滞、枯槁不明，疼痛失眠，精神萎靡，反应迟钝，形体消瘦，多是患癌日久，或有肿瘤转移，气血衰败，多是恶病质的表现。如患肿瘤而有皮肤、眼目发黄者,当考虑肿瘤已侵犯肝脏;如患斑痣、交界痣而发生肿大,颜色变浅或加深,甚至溃烂、出血、感染等时,当考虑恶变。

(三) 望舌

舌诊是望诊中的一项重要内容,是中医辨证施治中不可缺少的一个组成部分。古人云:"舌为心之苗,为脾之外候。"舌象的变化往往可以反映正气盛衰、病位深浅病邪性质、病情进退,对指导临床用药有较高的参考价值。

1. 望舌体:胖大舌多见于白血病;舌胖而青紫色暗,多见于大剂量化疗之后;裂纹舌多见于胃癌、肝癌患者;瘦薄舌多见于肿瘤病久,邪热耗阴的患者;齿痕舌多见于气血两虚的患者,肺癌患者多见。

2. 望舌质:淡红舌为多数健康人常见舌,一般多见于早期肿瘤患者;舌质鲜红或绛红是体内有热或阴虚生内热之象;肺癌患者多鲜红舌,鼻咽癌、腮腺癌患者放疗后舌多光红无苔,中度以上胸、腹腔积液患者亦可见镜面舌;青紫舌为气滞血瘀之象,中、晚期恶性肿瘤患者多常见,特别是肝癌、食管癌、卵巢癌患者,一些化疗反应严重者,舌质也会出现青紫;点刺舌多见于妇科肿瘤(乳腺癌和卵巢癌),这种点刺主要出现在舌尖部,颜色较暗,也有人称为"瘀点";淡白舌多为阳气虚弱、气血不足之象,多见于晚期肿瘤贫血患者,亦多见于白血病患者;淡暗舌多见于乳腺癌患者。肝瘿线多见于原发性肝癌,舌的左右两侧边缘(肝胆区)呈紫或青色,或条纹状、或不规则形状斑块黑点,界线分明。

3. 望舌苔:腻苔除见于胃癌、结肠癌、食管癌等消化道癌肿患者外,在肺癌、淋巴瘤、白血病、肾癌、乳腺癌患者中亦不鲜见。厚黄苔中癌症患者以鼻咽癌患者最多见,厚白苔以肺癌患者最多见,薄黄苔以胃癌患者最多见,无苔以淋巴肉瘤患者最多见。剥苔则以鼻咽癌、宫颈癌较多,可能与放疗伤阴有关。

4. 望舌下脉络:舌下脉络位于舌腹面,是舌下静脉的分支。颜色以青紫、紫红、淡红、淡蓝或见出血点、瘀血、点为异常,癌症患者舌脉异常显著高于正常人。有研究表明,消化系统恶性肿瘤与原发性支气管肺癌最为多见,乳腺癌、颅内肿瘤、五官颌面部肿瘤等次之,妇科肿瘤再次之,而造血系统恶性肿瘤则相对少见。消化系统恶性肿瘤中,以原发性肝癌、胃癌、食管癌为著;原发性支气管肺癌随病情的加剧、病期的进展,舌下脉络异常出现的机会也越来越多。

（四）望口唇

消化与生殖系统癌瘤患者的下口唇内侧有时出现紫色斑，大如黄豆，小如绿豆，呈不整齐的圆形或椭圆形，数目不等；有时出现在唇黏膜上，排列不整齐，颜色自淡紫至紫黯，随病情发展而加深；有时尚可见舌面前半部或舌边出现若干个不整齐的圆形紫斑。

（五）望眼部

消化道肿瘤患者的眼部可观察到血管的变化，主要是眼球结膜充血、血管粗细不等，但较正常血管为粗，色稍紫，上端密集，从密集处向下向两边分散，愈靠近眼球，血管愈细。原发或转移性肝癌、胆管癌、胆囊癌晚期出现巩膜黄染。部分使用表皮生长因子受体抑制剂后患者会出现睫毛生长和弯曲，会出现倒睫和角膜溃疡。

（六）望指甲

消化道肿瘤与女性生殖系统肿瘤患者的手指甲可出现黑纹或紫纹。拇指、食指两指甲紫纹多见于食管癌、胃癌出现症状的前两三年；五个指甲均出现紫纹的见于胃癌。使用某些化疗药物或靶向药物患者指甲会发生甲病变（甲脱落）。

（七）望皮肤

部分肿瘤患者使用化疗药后出现皮肤改变，如使用卡培他滨后患者皮肤变黑，使用靶向药物如 EGFR 抑制剂、MTOR 抑制剂、VEGF 抑制剂等会出现皮肤红斑肿胀、皮肤变硬、起茧、起疱、发干、皲裂、脱屑，并伴有手足的麻木感、麻刺感、烧灼感。

二、闻诊

闻诊包括听声音和嗅气味两个方面，了解脏腑的生理和病理变化，从而为诊病、辨证提供依据。肿瘤患者闻诊注意以下内容。

（一）声音嘶哑

一些肺癌患者纵隔淋巴结肿大或纵隔肿瘤患者，往往出现声音嘶哑，这是由于肿块压迫喉返神经，引起声带麻痹所致。

（二）咳嗽

肺癌患者或者肺内转移的患者最主要的症状是咳嗽，因此需要重视。除此以外一些乳腺癌放疗后患者有放射性肺炎，也会出现咳嗽症状，多因热毒伤阴,阴虚肺燥,而出现干咳、声音嘶哑。

（三）呼吸

一般来说呼吸增快,声气较粗,是为实证;呼吸气弱,多为虚证。但久病肺肾将绝,其气亦粗而断续,不是实证;热在心包其气亦微而神昏,便非虚证。除了闻呼吸的快慢、气息的强弱,还要结合其他方面的情况。肺癌或肺内转移以及纵隔肿瘤患者晚期多会出现喘息,若肺癌或纵隔肿瘤压迫或侵犯气管,导致气管阻塞,气流通过受阻则可听到喉中有哮鸣音。若肺癌肺内扩散,侵犯肺泡,导致肺内有效换气面积减少,则患者往往喘明显,临床上也经常遇到肺癌患者同时存在哮喘。

（四）呕吐

有声有物为呕吐,有物无声为吐,有声无物为干呕,一般统称呕吐。与肿瘤有关的主要是吐,食管癌、贲门癌多见入即吐,胃窦部癌多见朝食慕吐,慕食朝吐,均为肿瘤腔内生长引起梗阻所致。化疗也会引起患者恶心呕吐。

（五）体味、口气等气味

乳腺癌、黑色素瘤、溃疡型宫颈癌肿瘤破溃后,气味腥臭。上颌窦癌、鼻咽癌、喉癌以及口腔肿瘤晚期破溃后,口中秽气,腐臭难闻,多属于肿瘤溃烂合并感染所致。肺癌患者咳吐浊痰,带有脓血,气味腥臭异常者,多为热毒炽盛,肺内瘀毒所致。胃癌合并上消化道出血者大便色黑味腥臭,泌尿道肿瘤可见小便腥臭带血。

三、问诊

问诊是医生通过询问患者或陪诊者,了解疾病发生、发展、治疗经过和效果、现有症状和其他疾病有关的情况,以诊查疾病的方法。在询问病史的时候我们需要掌握适当的技巧,保证医患之间沟通畅通。询问时要注意态度和蔼,学会倾听患者的陈述,避免武断粗暴,这样便于拉近患者的心理距离,有利于进一步交流,问诊要有正确的切入点,应当直奔主题;避免暗示引导性的语言;按照次序问诊,避免漫无目的、杂乱无章。比如按十问歌的次序全面问诊不遗漏重要信息,发现线索需要追问得到有价值的答案为止,注意不能在患者面前草率下结论。肿瘤患者的问诊需要注意以下一些内容。

（一）发热

癌性发热是恶性肿瘤最常见的症状。问诊时需问清患者的发热时间,体温情况,有无规律,是否服药,服药后效果如何。一般认为癌性发热是肿瘤本身、肿瘤并发感染、化疗药物的不良反应、脑部体温中枢部位受到侵犯等等引起的,抗生素治疗通常无效。癌性发热一般以低热为主,热型多以不规则热和弛张热为主,长期发热对身体损害极大,造成体力下降,食欲减退,免疫功能降低,如此恶性循环,使病情进展迅速,预后不佳。

(二)汗出

肿瘤患者汗出也是常见症状,我们需问清患者的出汗时间、汗出的部位、出汗的量以及一些伴随症状。比如自汗临床表现为醒时经常汗出,活动后尤甚,兼症为神疲乏力,少气懒言或畏寒肢冷等,多见于气虚证和阳虚。盗汗的临床表现为睡时汗出,醒则汗止,兼症为潮热,舌红少苔,脉细数等,多见于阴虚证。

(三)疼痛

疼痛也是肿瘤患者常见的症状。我们需要问清患者疼痛的部位、时间、性质、服用药物后的缓解情况。一般来说,肿瘤患者的疼痛表现为持续性或间断性隐痛,主要是肿瘤增大引起的牵引或反射痛。晚期癌性疼痛一般是肿瘤直接浸润或压迫神经引起的,这类疼痛常常是持续剧痛,不易缓解,需要吗啡类镇痛药才能缓解。疼痛的部位往往与肿瘤部位有直接关系,如头痛(脑部肿瘤)、胸背痛(肺癌、纵隔肿瘤)、上腹痛(胃癌、肝癌、胆囊癌、胰腺癌、结肠癌)、下腹痛(结肠癌、直肠癌、膀胱癌及女性生殖系统肿瘤)、腰痛(肾癌、腰椎转移性肿瘤)、骨骼疼痛(多发性骨髓瘤、骨肉瘤、骨转移肿瘤等)。

(四)胸胁症状

胸部肿瘤如肺癌、食管癌、纵隔肿瘤,常伴有胸闷、胸痛等胸部不适症状,还会伴有气喘、咳嗽等症状。右胁部不适多见于肝癌,伴有乏力、纳差、腹胀等症状。

(五)脘腹症状

脘腹的问诊主要是问患者脘腹部位的疼痛部位、疼痛性质,以及相关的伴随症状,以此来判断病变的脏器。比如脘腹部疼痛胀满的多为脾胃失调,其中隐隐作痛,时作时止,喜温喜按者,属于虚寒;若痛而拒按,痞满,喜冷,便秘,则属实属热。少腹肿物,状如杯子,按之则坚,推之则移,月经按时下,多为肠覃(大肠癌)。

（六）饮食

食欲不振是肿瘤患者的常见症状之一，尤以消化系统肿瘤或肿瘤晚期多见。因此，对于不明原因的进行性逐渐加重的食欲不振，不能排除恶性肿瘤的可能。进食不利或有梗阻感往往是食管癌、贲门癌的首发症状，从其感觉异常的部位大体可判断病变位置。

（七）二便

1. 大便：大便色黑，如查大便隐血阳性，一般是上消化道出血，不排除胃癌、肠癌的可能；若大便带有鲜血如若排除痔疮、息肉等，应考虑直肠、结肠肿瘤，若发现大便习惯及形状的改变，如大便变细或沿其纵向有凹沟，或附有血液，应引起重视，及时检查是否患者肠癌。

2. 小便：肾癌和膀胱癌的常见症状是间歇性无痛血尿，前列腺癌常见的症状是排尿困难。尿血或小便白浊多是肾癌，晚期肾实质被破坏引起的大量蛋白漏出则见小便白浊。

（八）月经、带下、胎产

1. 月经：不规则的阴道出血，常常是妇科恶性肿瘤的症状之一。一般情况下，绒癌多发于青年妇女；子宫内膜癌多发于绝经前；宫颈癌多发于绝经后的老年妇女。

2. 带下：带下异常也是子宫内膜癌和宫颈癌的常见症状。子宫内膜癌初期可见少量白带，有时带血，晚期则成血色带下，常伴恶臭。

3. 胎产：一般来说宫颈癌多见于早产、多产妇女，乳腺癌中以胎产少或无胎产，不哺乳多见。

除以上问诊要点，对于行放、化疗、靶向治疗的患者，我们还必须详细询问其放化疗、靶向治疗的药物、剂量及使用周期，以便为下一步治疗做好准备。

四、切诊

切诊是医生用手对就诊者的某些部位进行触、摸、按、压，从而了解健康状态、诊察病情的方法。切诊有一些注意点，首先诊脉前，医生必须让患者在较为安静的环境中休息片刻，以减少各种因素的干扰；其次，操作必须细致、精确、规范、全面而有重点。操作手法要轻巧柔和，避免突然暴力或冷手按诊；最后，检查时依次暴露各被检部位，力求系统、全面，但要避免反复翻动患者。综合检查的顺序一般是先触摸,后按压,由轻而重,由浅入深,从健康部位开始,逐渐移向病变区域,先远后近,先上后下,先左后右地进行。应注意左、右的对比。

切诊主要包括脉诊和按诊两个部分。

（一）脉诊

脉象为辨证论治的基础,有阴阳、表里之分,能够直接反映出病变位置,进而指导临床治疗。在肿瘤早期,通常主要病机为实证,包括血瘀、热毒等,其中痰火实热者可见脉象数、弦;痰湿热蕴者可见滑脉（大肠癌、胃癌等）;癌肿疼痛可见脉象洪数。指下存在突出、硬结触感,且往来不利,则属痰浊热毒盘踞、阴盛气结。疾病中晚期,机体气血津液通常耗损,同时因放化疗、手术等原因,病机发生一定转变,此时以阴阳两虚、气血两虚为主,可见标实本虚,此时脉象相对更为复杂。手术后患者脉象多为弱脉、细脉,细小如丝,揭示气血虚弱;阴虚阳衰则表现为沉细、极软。涩脉的出现主要是因气滞血瘀或者精伤血少所致,指下存在往来艰涩之感,如刀片刮竹,其中气滞血瘀者可见脉象艰涩但有力,精伤血少者则无力。脾肾两虚者,病情迁延不愈,反复无常,脉诊可见濡脉,浮细、软,轻按即得。胃癌、肝癌等疾病者通常会出现气郁、气滞以及痰饮等,脉诊可见弦脉,端直而长,主疼痛,若存在积聚者,表现为沉脉,重手乃得,寒积者为沉紧,胁下积痛表现为沉涩。

（二）按诊

按诊就是医者通过对患者身体某些部位的触按、叩击,以测知局部的凉热、润燥、坚软、疼痛、痞块等的异常变化,从而对疾病的性质、病变的部位、病情的轻重有初步判断的一种诊法。一般来说肿块高低不平,坚硬如石,推之不移,表面与皮肤粘连,多属癌性肿块,常见于乳癌、颈部转移性肿瘤等。胸部按之疼痛,扣之实音,可见于肺癌或其他肿瘤肺转移的饮停胸膈。按胁部除在胸胁腋下至肋弓部位进行按、扣外,还应由中上腹部向肋弓方向轻循,并按至肋弓下。右胁下肿块,刺痛拒按,可见于肝癌、胆囊癌。右胁下肿块,按之表面凹凸不平,多为肝癌。脘部痞满,按之较硬而疼痛,可见于胃癌。腹部肿块推之不移,痛有定处,可见于肠癌。如腹部按之坚硬,肤色苍黄,青筋暴露,四肢消瘦者,多为肝癌腹水。如果双下肢浮肿,按之凹而不起,多见于肿瘤晚期低蛋白血症的患者,除此以外我们一般可以用手掌触扪患者皮肤,以察知其凉热、润燥、湿度等。

第三章

现代中医需善用的特殊检查

一、肿瘤标志物检查

（一）肿瘤标志物是什么

肿瘤标志物（tumor marker）是由肿瘤细胞本身合成、释放，或者机体对肿瘤细胞反应而产生或升高的一类物质。肿瘤标志物存在于血液、细胞、组织或体液中，反映肿瘤的存在和生长，通过化学、免疫学以及基因组学方法测定肿瘤标志物，对肿瘤的诊断、疗效和复发的监测、预后的判定具有一定的价值。肿瘤标志物主要包括蛋白质类、糖类和酶类肿瘤标志物。

表 3-1　肿瘤标志物及相应临床意义

类别	检查名称	英语简称	检测结果升高的临床意义
蛋白类肿瘤标志物	甲胎蛋白	AFP	原发性肝癌、生殖腺胚胎肿瘤、胃癌、胰腺癌、病毒性肝炎、肝硬化、妊娠等
	癌胚抗原	CEA	主要见于胰腺癌、结肠癌、直肠癌、乳腺癌、胃癌、肺癌等；结肠炎、胰腺炎、肝脏疾病、肺气肿、支气管哮喘；大量吸烟等
	组织多肽抗原	TPA	恶性肿瘤；急性肝炎、胰腺炎、肺炎、妊娠后3月等
	前列腺特异抗原	PSA	前列腺癌
	鳞状上皮细胞癌抗原	SCCA	肺鳞状细胞癌、食管癌、宫颈癌、银屑病、特应性皮炎等；皮肤疾病、肾功能不全、良性肝病、乳腺良性疾病、上呼吸道感染性疾病等
	细胞角蛋白19片段	CYFRA21-1	非小细胞肺癌、乳腺癌、大肠癌、前列腺癌、膀胱癌等

(续表)

类别	检查名称	英语简称	检测结果升高的临床意义
糖脂肿瘤标志物	癌抗原50	CA50	胰腺癌、胆(道)囊癌、原发性肝癌、卵巢癌、结肠癌、乳腺癌、子宫癌等;慢性肝病、胰腺炎等
	癌抗原724	CA724	卵巢癌、大肠癌、胃癌、乳腺癌、胰腺癌等
	糖链抗原199测定	CA199	胰腺癌、肝胆和胃肠道疾病
	癌抗原125	CA125	卵巢癌(非黏液型卵巢癌)、宫颈癌、乳腺癌、胰腺癌、胆道癌、肝癌、胃癌、结肠癌、肺癌等;良性卵巢瘤、子宫肌瘤;肝硬化失代偿期;孕早期等
	癌抗原242	CA242	胰腺癌、结肠癌、胃癌、肺恶性肿瘤
	癌抗原153	CA153	乳腺癌;子宫肿瘤、转移性卵巢癌、肝癌、胰腺癌、结肠癌、肺癌、支气管肺癌;乳腺、肝脏、肺等良性疾病
酶类肿瘤标志物	前列腺酸性磷酸酶	PAP	前列腺癌;前列腺肥大、前列腺炎
	神经元特异性烯醇化酶	NSE	神经内分泌起源的肿瘤
	α-L-岩藻糖苷酶	AFU	原发性肝癌;转移性肝癌、肺癌、乳腺癌、卵巢癌、子宫癌;肝硬化、慢性肝炎、消化道出血等

(二)肿瘤标志物的选择

同一种肿瘤可含多种标志物,而一种标志物可出现在多种肿瘤。选择特异标志物或最佳组合有利于提高肿瘤诊断的阳性率。动态监测有利于良性和恶性肿瘤的鉴别,也有利于恶性肿瘤复发、转移和预后的判断。

表3-2　肿瘤标志物的选择

肿瘤	标志物
原发性肝癌	AFP、AFU
结肠癌	CEA、CA199、CA242
卵巢癌	CA125、CA724

（续表）

肿瘤	标志物
乳腺癌	CA153、CEA
前列腺癌	PSA、PAP
小细胞肺癌	NSE
非小细胞肺癌	CEA、SCCA
绒毛膜上皮细胞癌	HCG
胰腺癌	CA199、CA50、CA242、CEA
胆道癌	CA199、CA50
胃癌	CA724、CEA、CA199
膀胱癌	TPA
宫颈癌	SCCA、CEA
耳鼻喉肿瘤	SCCA、CEA
食管癌	SCCA、CEA

二、病毒感染筛查

部分肿瘤与感染有关，如 EB 病毒（又称人类疱疹病毒）与伯基特淋巴瘤、鼻咽癌以及多种淋巴瘤有密切关系。HP（幽门螺旋杆菌）感染可引起胃黏膜相关淋巴组织淋巴瘤（胃 MALT）。HBV、HCV 慢性长期感染可引起肝细胞癌。高危型 HPV 慢性感染可引起宫颈癌和头颈部癌。故应根据患者的病情对患者进行相关的感染方面的筛查，如 HP、HBV、HCV、EBV 和 HIV 等。

三、常用肿瘤科影像学检查手段和诊断技术

（一）淋巴结穿刺、活检

浅表淋巴结肿大临床考虑恶性肿瘤时，可行淋巴结活检。淋巴结活检是诊断的金标准。活检一般应选择肿大的淋巴结，尽可能完整切除或部分切取。建议选择腋下或颈部淋巴结，一般情况下不建议选择腹股沟淋巴结，以免慢性炎症等影响诊断的准确性。

深部淋巴结肿大切取有风险，不能进行活检者，可行淋巴结穿刺，优点

是方便易行,缺点是组织较少,可能影响结果的判定。

(二)纵隔镜检查

纵隔镜可经胸膜外进入纵隔作活检,简便安全,对仅有纵隔淋巴结肿大者的诊断有一定意义。

(三)纤维支气管镜(纤支镜)检查

纤支镜检查是呼吸系统疾病诊疗的重要方法之一。纤支镜因管径细、可弯曲、易插入段支气管和亚段支气管。同时可在直视下作活检或刷检,亦可作支气管灌洗和支气管肺泡灌洗行细胞学或液性成分检查,临床上已成为支气管、肺、胸腔疾病诊断、治疗的重要手段。

(四)影像学检查

1. B超检查

浅表淋巴结彩超对淋巴结的结构、血流观察效果较好,可协助鉴别诊断;B超检查还可适用于肝、脾等多种脏器,但对含气性器官,如肺、胃肠等难以探测。超声对1 cm左右的肿瘤组织不易检出,故检查阴性并不排除肿瘤病灶的存在。

2. CT和MRI检查

(1)电子计算机断层扫描(CT):对纵隔、腹腔淋巴结及胸、腹、盆腔等部位肿块有很大帮助;对密度差异大的占位病变效果更佳;可明确病变的部位、范围和程度,协助分期。

(2)磁共振成像(MRI):可直接作出横断面、矢状面、冠状面和各种斜面的体层图像,不会产生CT检测中的伪影;不需注射造影剂;对颅脑、膀胱、直肠、子宫、骨、关节、肌肉等部位的检查优于CT,但空间分辨率不及CT,带有心脏起搏器或有某些金属异物的患者不能做此检查。

3. PET/CT检查

PET全称为正电子发射计算机断层显像(PET),PET/CT是将PET图像和CT图像融合,可以同时显示病灶的病理生理变化、代谢活性和形态结构,提高诊断的准确性。对肿瘤的早期诊断、有无复发和转移、分期和再分期、评价疗效和检测微小残留病等方面有独特的优势。

4. 发射型计算机断层摄影(ECT):利用放射性核素与骨骼或骨细胞、骨组织的亲核性进行诊断,通常用来诊断骨骼系统的转移性肿瘤、骨骼系统的多发性肿瘤等。

（五）骨髓穿刺、活检

骨髓穿刺+活检的阳性率高于仅进行骨髓涂片；凡血清碱性磷酸酶升高，不能解释的贫血、血小板减少，X线片疑有骨侵犯均应作骨髓活检协助诊断。

四、常见肿瘤科检查报告解读

（一）乳腺癌 ER、PR、HER2 的检测报告解读

通过免疫组织化学和分子病理技术，可以观察乳腺癌患者雌激素受体、孕激素受体、HER2 等多项指。ER 表示雌激素受体，PR 表示孕激素受体，这两个都反映患者是否适合内分泌治疗。HER2 表示人类表皮生长因子受体 2，在免疫组化领域表示为 C - erbB2。HER2（-）表示阴性 HER2（1＋）表示轻度表达；HER2（2＋）表示中度表达，需要进一步做 FISH（荧光位数杂交）检测明确有无 HER2 基因扩增；HER2（3＋）表示过度表达，表示患者可以选择相应的靶向药治疗。

（二）BI - RADS 系统解读

美国放射学会制定的乳腺影像报告和数据系统分为不定类别（0）和最终类别（1～6）。其中，0：信息不完整，需要召回；1：未见异常；2：良性，建议随访；3：良性可能；4：考虑恶性病变，需要活检，缩短随访周期；5：高度怀疑恶性病变；6：病理证实为恶性。

BI - RADS 系统不但适合用于乳腺 X 线和磁共振检查，现在乳腺的 B 超检查也有了相应的评估 BI - RADS 系统，便于临床医生和放射学及超声学家的相互交流。

（三）Ki - 67 肿瘤增殖指数

Ki - 67 抗体用于检测细胞增殖活性，与肿瘤分级和预后有关。Ki - 67 阳性率越高，肿瘤侵袭性越强，细胞死亡越多，患者存活率越差。同时 Ki - 67 阳性率越高的肿瘤，往往对化疗更敏感，化疗效果会好。一般 Ki - 67 低于 15％较好。

（四）癌基因与抑癌基因

在正常人体细胞基因组中，存在着一种原癌基因，正常时这种基因是不致癌的，但当人体受到细菌、病毒、理化因素和精神因素刺激时，这种原癌基因就有可能会被激活，原癌基因的突变产物就是癌基因，从而导致人体细胞出现异常增生，甚至可能发生恶变形成肿瘤。

人体还存在着一种抑癌基因,也称为抗癌基因,它可以控制人体细胞正常分裂、增殖,抑制细胞的异常增生和癌变,对细胞的发育、生长和分化的调节起重要作用。当抑癌基因受到病毒感染、电离辐射等损伤后,肿瘤抑制基因有可能丧失功能,细胞正常分裂与增殖的平衡被打破,细胞出现突变、异常增生、形成肿瘤。

表3-3 癌基因突变与相关肿瘤

癌基因	突变类型	相关肿瘤
H-ras	点突变(密码子12、13/59-61)	黑色素瘤、结肠癌、肺癌、胰腺癌
K-ras	点突变(密码子12、13/59-61)	黑色素瘤、甲状腺癌、急性骨髓细胞和淋巴母细胞白血病
N-ras	点突变(密码子12、13/59-61)	黑色素瘤、泌尿生殖道肿瘤、甲状腺癌
L-myc	基因扩增	肺癌
N-myc	基因扩增	神经母细胞瘤和小细胞肺癌
erb-B1	基因扩增	星形细胞瘤和鳞状细胞癌
erb-B2(neu)	基因扩增	胃腺癌、乳腺癌、卵巢癌

表3-4 抑癌基因的突变与相关肿瘤

抑癌基因	染色体定位	相关肿瘤
p53	17p	乳癌、肺癌、胰腺癌、结肠癌、脑肿瘤、肉瘤等
p73	1p	神经母细胞瘤
BRCA1	17p	约45%家族性乳腺癌(80%~90%为乳腺癌合并卵巢癌)
BRCA2	13p	约30%家族性乳腺癌(14%为乳腺癌合并卵巢癌)

第四章

中医对肿瘤的治则治法

一、扶正祛邪并举

中医普遍认为,正虚是肿瘤发病的根本原因,血瘀、痰凝、毒邪是导致肿瘤发病的重要致病因素,因此,扶正祛邪是肿瘤治疗的总原则。《金匮要略·脏腑经络先后病脉证》中指出:"虚虚实实,补不足,损有余,是其义也,与藏准此。""补不足,损有余"也体现了肿瘤治疗的"养正积自除""去其所害,气血自生"理论。目前中医肿瘤治疗学界普遍认同,扶正与祛邪有机结合,相辅相成。

扶正与祛邪的应用及比重依据恶性肿瘤的疾病分期,各有侧重。《医宗必读·积聚》提出"初者,病邪初起,正气尚强,邪气尚浅,则任受攻;中者,受病渐久,邪气较深,正气较弱,任受且攻且补;末者,病魔经久,邪气侵凌,正气消残,则任受补。"这种分初、中、末三个阶段治疗积聚的治疗原则同样适用于恶性肿瘤。

早期:患者起居饮食大致如常,无明显自觉症状,肿块或显或不显,舌脉亦大致正常,此时形体尚实,邪气初起,治疗以攻毒祛邪为主。多用祛邪抗癌类药物为主,如清热解毒类、活血化瘀类、软坚散结类、以毒攻毒类中药。

中期:患者肿瘤已发展到一定阶段程度,肿块增大,耗精伤气,饮食日少,或身倦乏力,形体日渐消瘦,已显正虚邪盛之象。此时,疾病进入邪正相持阶段,是肿瘤转归的重要时期,须攻补兼施。治疗以扶正与抑瘤并重。

晚期:患者肿瘤已发展到后期,多有远处转移,积块坚满如石,面黄肌瘦,或惨黑无华,削骨而立,出现恶液质,此时正气大衰。应以扶正为主,尽可能减轻症状,改善患者的生活质量。

二、辨证与辨病结合

1. 辨证是灵魂：辨证论治是中医学认识疾病与治疗疾病的主要方法。辨证即运用四诊八纲为主要治疗手段综合临床各种证候表现，来研究疾病的病因、病机及发生、发展的规律，认识和辨别疾病的部位、寒热、虚实以及传变转归等，然后确定治疗的方法。它特别强调治病求本、审证求因，重视内因的主导作用。辨证论治是在肿瘤患者诊断（病位与病理）确定后，根据患者的四诊资料确立证型，先要确立阴阳虚实，再确立具体的病机如气滞、血瘀或痰凝等。这是中医学的核心，也是中医学理论的一个重要特点之一。通过辨证，可以对患者实施"同病异治"和"异病同治"。

2. 辨病是辅助：辨病论治是借助现代医学的病理诊断，再根据肿瘤的病位和分期产生不同的病证，采用相应的治疗方药。辨病论治一般是基于药物的归经和引经，如肺癌的治疗，可以加用一些归入肺经的药物，如鱼腥草、沙参、麦冬、知母、玉竹、桑白皮、瓜蒌皮、地骨皮、葶苈子、浙贝母等；结、直肠癌可选用藤梨根、红藤、野葡萄藤、白花蛇舌草、半边莲、半枝莲等；肝癌可选用七叶一枝花、半枝莲、徐长卿、八月札、垂盆草、虎杖等；乳腺癌可选用蒲公英、半边莲、木芙蓉、八月札、王不留行。

三、病缓时治本、病急时治标

标本是用来分清疾病的主次和轻重缓急，从而确定先后缓急的治疗步骤。在一般情况下，总是先治本，后治标，治好了本，标也就迎刃而解了。在出现严重的标证，标证急于本证，则当先治其标，待标证缓解后，再予以抗癌治本。例如肺癌患者出现咯血表现时，应该按照咯血来辨证施治，等咯血控制，再来治本。当患者出现大量胸腔积液，有胸闷、气促表现时，需要按照悬饮来辨证施治，等到胸腔积液控制，再来辨治肿瘤。依据患者出现不同症状，也可加减用药，如出现咳嗽可加用桑白皮、黄芩、紫菀或款冬花等；咯血加用白茅根、藕节炭、紫珠草或田七末等；胸痛可加玄胡、制川乌或五灵脂等；食欲不振加用炒谷芽、炒麦芽、炒山楂或神曲等；便秘加用大黄、火麻仁、肉苁蓉或番泻叶等；腹泻加用石榴皮、五味子、诃子或补骨脂等；失眠加用酸枣仁、夜交藤、柏子仁或磁石等。

四、内服为主,辅以外治

中医药在恶性肿瘤治疗中,单独使用或与现代医学相结合,能起到提高免疫力、改善生存质量、延长生存期、减毒增效等作用。在辨治恶性肿瘤时,内服汤剂和中成药起着主要作用,而中医外治法作为治疗的有效补充,也发挥着重要作用。外治法运用多样化,包括针刺、艾灸、穴位贴敷、中药浸泡等。

表 4-1　常见中医外治法

治疗手段	适应证	理论依据	操 作 手 法
电针	肿瘤患者伴癌性疼痛者	通经络、调气血	选穴:百会、曲池、内关、血海、足三里、三阴交、太溪、太冲。操作方法:穴位常规消毒后,用 20 mm×40 mm 的无菌针灸针刺入得气后,行针 1 分钟,上肢选取曲池和内关,下肢选取足三里和血海,两组穴位用 G6850 型电针仪,用 2 Hz 连续波持续刺激 20 分钟,强度以患者耐受为度,每日 1 次,连续治疗 14 天
艾灸	肿瘤患者放、化疗期间骨髓抑制、消化道反应及免疫功能低下	扶正固本	多取四肢部足三里、三阴交、内关穴;躯干部大椎、气海及背俞穴等,对上述穴位进行艾灸,每日两次,每次 20 分钟左右,疗程 14 天
"逐水方"外敷	癌性腹水	益气健脾、攻逐下水	生马钱子、芒硝、生黄芪、生薏苡仁、汉防己等。配制至浓度 2 g 生药/ml 浓度药汁,将约 20 ml 药汁铺于敷料上。外敷于患者神阙穴固定,1 次/天,每次 6～8 小时,结束后去除敷料及药物,温水清洁腹部皮肤
"健脾方"穴位贴敷	肿瘤患者伴免疫功能低下者	健脾温肾	以茯苓、白豆蔻、制半夏、吴茱萸、丁香、细辛、旋覆花、泽泻等药,研细末,以生姜汁调成膏状,再搓成细丸。取穴:双侧足三里,外贴电极片,以中医定向透药治疗仪治疗 20 分钟,药丸留置 2 小时,每天 1 次
中药浸泡	肿瘤患者化疗或静脉注射中药抗肿瘤针剂导致静脉炎	益气通络、温经通痹	桂枝 20 g,生黄芪 20 g,当归 15 g,红花 15 g,丹参、牛膝 6 g,细辛 6 g。将上述中药煎煮成约 400 ml 药汁,浸泡四肢末端,每次半小时,每天 2 次,连用 10 天

表4-2　常见扶正治法

证型	主症	治法	主方	用药	适应证
气虚证	疲乏无力,少气懒言,动则气促,舌苔薄或微腻,脉濡	益气	补中益气汤	人参、党参、太子参、黄芪、白术、茯苓、当归、柴胡	肿瘤患者有气虚表现者,或者免疫功能低下者
血虚证	面色萎黄,头晕,心悸,食欲不振,舌苔薄质淡,脉细无力	养血	归脾汤	黄芪、当归、白术、黄精、鸡血藤、大枣、远志	肿瘤患者有贫血,或者接受化疗的患者
阴虚证	发热,消瘦,口干,便秘,舌红,脉数	滋阴	增液汤合沙参麦冬汤	生地、玄参、南沙参、北沙参、麦冬、天冬、生地、鳖甲	接受放疗或放疗后的肿瘤患者
阳虚证	畏寒肢冷,四肢欠温,腰酸,便溏,苔白,脉迟	温阳	理中汤合真武汤	人参、白术、干姜、附子、仙灵脾、肉苁蓉、菟丝子、补骨脂	肿瘤患者有阳虚表现者

表4-3　常见祛邪治法

证型	主症	治法	主方	用药	适应证
气滞证	腹胀、纳差、便结,苔腻,脉滑	疏肝理气	柴胡疏肝散	柴胡、陈皮、川芎、香附、枳壳、白芍、木香、槟榔	肿瘤患者有气滞表现者
血瘀证	肿块坚硬,疼痛拒按,推之不动,舌质紫绛,脉涩	活血化瘀	血府逐瘀汤	当归、生地、桃仁、红花、枳壳、赤芍、柴胡、甘草、乳香、没药、土鳖虫	肿瘤患者有血瘀表现者
痰凝证	颈项肿块或痰涎壅盛,痰液黏稠难咯,苔腻,脉滑	化痰软坚	二陈汤	陈皮、半夏、天南星、生牡蛎、海藻、象贝母、猫爪草、蛇六谷、鳖甲、白芥子、瓜蒌子、木鳖子	肿瘤患者有痰凝表现,或有多发淋巴结肿大
毒聚证	发热,口渴,烦躁,小便短赤,苔黄腻,脉滑数	清热解毒	黄连解毒汤	黄连、黄芩、黄柏、山栀、银花、连翘、蒲公英、白花蛇舌草、半边莲、半枝莲、七叶一枝花	肿瘤患者有热毒表现者

第五章

中医、西医疗法简汇

一、常用的中医疗法

1. 中药口服制剂：包括中药汤剂和中成药口服制剂，可应用在肿瘤治疗的全程。

2. 中药静脉制剂：抗肿瘤中药静脉制剂分为扶正（如参芪扶正注射液等）、祛邪（如华蟾素注射液等）、扶正祛邪并重（如康艾注射液等）三大类，适合各期各阶段肿瘤患者辨证用药。

3. 中药外贴剂：药物经透皮吸收直达病所，可避免胃肠道刺激及肝脏的"首过效应"，适用于腹水、癌痛治疗及皮下浅表肿瘤的治疗。

4. 中药外洗外涂：适用于化疗引起的脱发、外周神经毒性（手足麻木）、手足综合征、渗出性皮肤损伤；放疗引起的皮肤损伤；靶向药物引起的皮疹、手足皮肤反应等的治疗。

5. 中药灌肠：当患者出现消化道梗阻时可用中药灌肠治疗。化疗放疗引起的便秘、放射性肠炎也可用中药灌肠治疗。

6. 中药介入治疗：中药制剂如华蟾素、榄香烯、鸦胆子油乳、莪术油、白芨粉/胶等可通过瘤体内注射，或动脉灌注、动脉栓塞，用于中晚期肿瘤患者局部介入治疗。

7. 中药含漱：适用于化疗放疗引起的口腔炎、口腔溃疡，放射性口腔干燥症、放射性食管炎等治疗。

8. 针灸治疗：针灸可提高机体的免疫力从而起到治疗肿瘤的作用，并且对缓解癌性疼痛，减轻化疗放疗引起的不良反应如胃肠道反应、骨髓抑制，改善术后并发症如消化道肿瘤术后胃瘫综合征、不完全性肠梗阻、泌尿生殖系统肿瘤术后尿潴留等均有不错的治疗效果。

其他中医辅助治疗如耳穴压丸、穴位贴敷、穴位注射,可用于改善化疗引起的胃肠道不良反应等。

二、常用的西医疗法

(一) 化学药物治疗

化学药物治疗简称化疗,是指通过使用化学合成药物杀伤肿瘤细胞、抑制肿瘤细胞生长的治疗方法。化疗可分为根治性化疗、姑息性化疗、术后辅助化疗、术前化疗(新辅助化疗)、腔内化疗。

1. 根治性化疗:部分肿瘤如急性白血病(特别是小儿急性淋巴细胞白血病)、绒毛膜上皮癌、恶性葡萄胎、霍奇金淋巴瘤、非霍奇金淋巴瘤及生殖细胞恶性肿瘤等对化疗高度敏感,可通过单纯化疗就可能达到治愈目的,这种以癌症治愈为目的的化疗称为根治性化疗。

2. 姑息性化疗:由于大部分中晚期恶性肿瘤以目前的治疗手段不可能治愈,但是通过化疗可以使肿瘤体积缩小,控制肿瘤生长,缓解临床症状,提高生活质量,延长生存期,以此为目的的化疗称为姑息性化疗。

3. 术后辅助化疗:是指在根治性手术或放射治疗之后,给予辅助性化疗以杀灭残余的癌细胞,目的在于针对性地对于潜在的转移病灶或复发进行治疗。

4. 术前化疗(新辅助化疗):主要针对某些局部晚期的肿瘤患者,在其接受手术及放射治疗前,通过术前化疗使肿瘤体积缩小,降低临床分期,提高手术切除率。同时清除潜在的微小转移灶,降低复发转移的可能。

5. 腔内化疗:通过胸腔和腹腔内给药,使腔内局部维持较高的药物浓度,以达到提高局部疗效为目的化疗。

(二) 分子靶向治疗

分子靶向治疗是指在细胞分子水平上,利用恶性肿瘤组织或细胞所具有的特异性分子作为靶点,使用某些能与这些靶分子特异性结合的药物特异性地杀灭恶性肿瘤细胞而不会杀灭正常组织细胞的一种治疗手段。

根据分子靶向药物的作用机制,可将分子靶向药物分为以下几类。

1. 针对细胞膜上生长因子受体的靶向药物:常见的药物有作用于表皮生长因子受体(EGFR)的小分子酪氨酸激酶抑制剂吉非替尼、厄洛替尼、埃克替尼,作用于 EGFR 的单克隆抗体西妥昔单抗,作用于 Her－2 受体的单克隆抗体曲妥珠单抗等。

2. 针对细胞膜分化抗原的靶向药物:如抗 CD20 单克隆抗体利妥昔单抗等。

3. 针对细胞内信号转导过程的靶向药物:如 PI－3K 抑制剂 BGT226,mTOR 抑制剂依维莫司等。

4. 针对细胞表观遗传学的靶向药物:如组蛋白去乙酰化酶抑制剂伏立诺他等。

5. 针对肿瘤细胞外环境的靶向药物:如血管内皮生长因子单克隆抗体贝伐珠单抗、重组人内皮抑制素等。

(三) 内分泌药物治疗

内分泌治疗是一种通过调节和改变机体内各种激素的水平及整体的内分泌环境来控制和治疗肿瘤的方法。

根据作用机制分为两类。

1. 降低激素水平:由于体内激素的产生及调节主要通过下丘脑-垂体-靶腺体轴,三者分别合成和分泌不同功能的激素,彼此之间起相互调节作用。而降低激素水平的方法主要是通过中枢或外周水平抑制使激素合成分泌减少,临床上的常用药物有促性腺激素释放激素类似药物和拮抗剂(戈舍瑞林、亮丙瑞林等)、芳香化酶抑制剂(来曲唑、阿那曲唑、依西美坦等)。

2. 阻断激素与受体结合:体内产生的雌激素、孕激素以及雄激素需要与相应的受体相结合从而产生相应的激素作用,而阻断该激素与其受体的结合,可以抑制肿瘤细胞的生长从而达到治疗的目的。主要药物有选择性雌激素受体调节剂(他莫昔芬、托瑞米芬等)、雌激素受体下调剂(氟维司群等)和雄激素受体拮抗剂(比卡鲁胺、氟他胺等)。

(四) 动脉灌注化疗和栓塞

动脉灌注化疗是指在医学影像设备如数字减影血管造影(DSA)、彩色多普勒超声、电子计算机断层扫描(CT)、磁共振成像(MRI)的引导下,运用穿刺及可操控的导管技术找到肿瘤的供养动脉,然后通过导管直接注入化疗药物到肿瘤组织,对肿瘤进行局部治疗的一种方法。常用于动脉灌注的化疗药物有氟尿嘧啶、阿霉素、表柔比星、丝裂霉素、顺铂、卡铂、羟基喜树碱等。

肿瘤的动脉栓塞术，一可用碘油类的栓塞剂栓塞肿瘤内的血窦，使肿瘤组织缺血坏死，二可用明胶海绵颗粒、钢圈等栓塞肿瘤的供血动脉。

肿瘤的动脉化疗栓塞治疗通常是先用部分碘油进行肿瘤血窦的栓塞，再行药物灌注，然后再用足量的碘油进行栓塞，最后用明胶海绵进行动脉栓塞。

经皮动脉穿刺常用的部位有股动脉、腋动脉、肱动脉、锁骨下动脉和颈总动脉，其中最常用的方便而安全的部位是股动脉。

动脉灌注化疗与动脉栓塞主要作为晚期肿瘤的姑息性治疗或手术复发的一种治疗方法，其目的是提高患者生活质量，延长生存期。

（五）高强度聚焦超声治疗

高强度聚焦超声（HIFU）主要是利用超声波的可视性、穿透性、聚焦性特点，从体外发射低能量的超声波，将其聚焦于肿瘤部位从而产生热效应、空化效应、机械效应以及声化学效应等，使肿瘤靶区域内的温度在极短时间内达到70～100 ℃，肿瘤细胞发生凝固性坏死。高强度聚焦超声治疗主要应用于中晚期恶性肿瘤的综合治疗和缓解局部症状的减瘤治疗，如无手术根治性治疗指征的局部进展期患者；已有远处转移的晚期患者；手术或放疗或HIFU治疗后复发转移的患者；早期肿瘤因全身情况较差而无法耐受手术治疗的患者。

适应范围原则上是HIFU治疗机机载B超探头可观察到全貌的实体肿瘤，胰腺癌、肝癌、肾癌、肾上腺癌、前列腺癌、膀胱癌、腹膜后恶性肿瘤、腹腔淋巴结转移癌等治疗，也可用于子宫内膜癌、宫颈癌、卵巢癌、门静脉癌栓等治疗。选择适应证时应注意，超声入射通道有大量气体，大片钙化或骨骼，下腔静脉系统栓子等不能用HIFU治疗。

（六）全身微波热疗

全身微波热疗是指一定频率的微波辐射人体时，其辐射区内人体组织中的极性水分子由于快速运动，相互摩擦产生热量，从而达到加热目的的治疗方法。全身微波热疗采用均匀微波场加热技术，对患者病灶部位进行非侵入式远场加热。

微波热疗的适应证较广泛，如恶性胸水、恶性腹水、胸腹盆腔内恶性实体肿瘤的治疗，以及放疗、化疗的配合治疗，但脑部原发性或转移性肿瘤患者，严重贫血，有出血或凝血功能异常，体内有心脏起搏器或有金属植入物

（接骨钢板、钢钉者）者禁忌。

　　微波热疗可增强免疫功能,抑制肿瘤细胞的生长,抑制肿瘤的扩散和转移。热疗能提高乏氧细胞对放射线的敏感性,提高放射线对肿瘤细胞的杀伤率,增强放疗效果。热疗能使肿瘤组织血管扩张,加速血液循环,提高灌注,增加肿瘤组织内部化疗药的浓度,提高细胞膜的通透性。热疗能促进药物与肿瘤细胞 DNA 的结合,影响 DNA 的复制与转录,最终致肿瘤细胞凋亡。热疗能抑制肿瘤细胞 DNA 损伤的修复,促进细胞凋亡。热疗与放疗、化疗并用除协同增效作用外,还能减少放疗、化疗剂量及减轻不良反应。

第六章

常用抗癌中草药

在肿瘤的治疗方面，中医中药治疗属于肿瘤综合治疗的一种辅助性手段，对于提高患者的免疫功能，增加对常规治疗的顺应能力，减轻其不良反应，改善病情与症状，提高生活质量和延长患者的生存期方面具有一定的作用和效果。

中药在肿瘤治疗方面有丰富的理论和经验，经长期临床实践，我们知道中草药治疗在肿瘤不同阶段都能起到很好的作用，可贯穿于肿瘤治疗全程。

早期肿瘤术后一般不需要放疗或化疗，可用中草药扶正固本兼顾抗癌治疗，能提高患者的免疫功能，从而达到预防肿瘤复发、转移。

中期肿瘤患者根治或姑息术后，往往需要进行放化疗，可用中草药防治放疗引起的放射性炎症反应；化疗引起的正气虚损所出现的全身反应、骨髓抑制、消化道反应等不良反应。

晚期（中晚期）肿瘤患者无法耐受放化疗，中草药治疗则为主要的治疗手段，辨证治疗是主要的治疗方法，目的是提高患者的生存质量，延长生存期。

经研究发现抗肿瘤中草药的作用及机理主要为抑制肿瘤细胞增殖，逆转多药耐药，抑制肿瘤血管生成，增强免疫，抗微管，诱导细胞分化，诱导肿瘤细胞凋亡。我们在临床上经常会用到的抗癌中草药有清热解毒类、活血化瘀类、化痰软坚类、理气止痛类、扶正类及以毒攻毒类等几大类。

一、清热解毒类

清热解毒类中草药多为苦寒之品，清热之中更长于解火热之毒。适用于治疗热毒壅盛的癌症患者。常用药有金银花、穿心莲、蒲公英、野菊花、鱼腥草、金荞麦、射干、马勃、山豆根、重楼、漏芦、土茯苓、苦参、青蒿、夏枯草、败酱草、白头翁、鸦胆子、半边莲、半枝莲、白花蛇舌草、山慈菇、菝葜、藤梨根、白英、冬凌草、蛇莓、石上柏、石见穿、龙葵等。

　　不同部位肿瘤，可选用不同的清热解毒之品。如肺癌常用鱼腥草、金荞麦、石上柏、石见穿等；消化道肿瘤常用冬凌草、菝葜、藤梨根、苦参等；喉癌常选用山豆根、马勃、射干等；鼻咽癌常选用蛇莓、石上柏、山慈菇等；通治各种肿瘤常选用半枝莲、半边莲、白花蛇舌草。

　　用药时要注意因其药性寒凉，应中病即止，以免伤及脾胃。

二、活血化瘀类

　　活血化瘀类中草药以通利血脉，促进血行，消散瘀血为主要功效，适用于治疗肿瘤有瘀血之证。常用药有延胡索、郁金、姜黄、乳香、没药、丹参、红花、桃仁、泽兰、鸡血藤、王不留行、土鳖虫、莪术、三棱、水蛭、斑蝥、穿山甲、地龙、急性子、威灵仙、三七、八月札、徐长卿、喜树等。

　　这些药物具有疏通经络、促进血行、消散瘀血、改善血液循环和抑制结缔组织增生，抑制肿瘤的生长以及消除肿块等作用。对于不同部位肿瘤，选用不同的活血化瘀之品。如腹腔肿瘤常用三棱、鸡血藤、郁金、延胡索等；食道癌常用王不留行、威灵仙、急性子等；乳腺癌常用王不留行、八月札、穿山甲等。

　　另外，活血化瘀之品大都具有止痛作用，因此治疗癌性疼痛常用本类药物，如乳香、没药、三七、延胡索、土鳖虫等。

　　本类药物易耗血动血，故月经过多者不宜用，孕妇当慎用或忌用。其中破血逐瘀之品易伤人体正气，体虚者应慎用。

三、化痰软坚类

　　化痰软坚类中草药能祛除或消散痰浊，适用于一切痰凝之证，如肿块、淋巴结肿大等。常用药物有半夏、天南星、芥子、皂角刺、旋覆花、猫爪草、川贝母、土贝母、瓜蒌、桔梗、海藻、昆布、牡蛎、礞石、蛤壳、浮海石等。

　　不同部位肿瘤，可选用不同的化痰软坚之品。如恶性淋巴瘤患者常用猫爪草、夏枯草、海藻、昆布；甲状腺癌常用夏枯草、海藻、昆布、海蛤壳等；脑瘤常用蛇六谷、半夏、天南星；乳腺癌常用皂角刺、山慈菇、夏枯草；食道癌常用半夏、猫爪草、旋覆花、瓜蒌。

本类药物中有些药温燥之性较强或具有一定的刺激性,不宜于痰中带血或咳嗽咯血者,以免加重出血。

四、行气止痛类

行气止痛类中草药以疏理气机为主要功效,适用于治疗因气机不畅而致气滞的癌症患者。常用药有陈皮、青皮、枳实、枳壳、木箱香、川楝子、乌药、香附、刀豆、厚朴、小茴香、花椒、娑罗子、九香虫、玫瑰花、月季花、绿萼梅等。本类中药常用于消化道肿瘤、乳腺癌等肿瘤的治疗。

本类药物多辛温香燥,易耗气伤阴,故气阴不足者慎用。

五、扶正类

扶正类中草药主要用于正气亏虚的癌症患者。常用药物有人参、西洋参、党参、太子参、黄芪、白术、山药、茯苓、薏苡仁、灵芝、刺五加、绞股蓝、红景天、鹿茸、淫羊藿、肉苁蓉、补骨脂、冬虫夏草、紫河车、当归、熟地黄、白芍、阿胶、北沙参、百合、麦冬、石斛、黄精、枸杞子、女贞子、龟甲、鳖甲、山茱萸等。

临床上常用具有扶助正气,培植本元的药物治疗虚损不足,以调节人体的气血和脏腑经络的生理功能,提高机体的抗病能力,增强免疫功能,从而达到强壮身体,缓解病情,延长生命,抑制癌瘤发展。扶正类中草药范围很广,是治疗肿瘤最重要的治法之一。

扶正类中草药在临床应用时常有以下几种方法。

(一)益气健脾法

益气健脾法是治疗气虚的基本方法。常用药物有黄芪、人参、党参、太子参、白术、茯苓、山药等。

(二)温肾壮阳法

温肾壮阳法多用于肾阳虚或脾肾不足之证。常用药物有鹿茸、淫羊藿、肉苁蓉、补骨脂等。

(三)养阴生津法

养阴生津法多用于阴虚内热证。常用药物有西洋参、南沙参、北沙参、天冬、生地、元参、石斛、天花粉、龟板、鳖甲、玉竹、黄精、女贞子等。这一类药物分别具有养阴清肺、养阴增液和滋养肝肾的作用。

（四）滋阴补血法

滋阴补血法多用于血虚证。血虚证常见于晚期癌症患者或化疗后造血功能损害所致贫血患者。常用药物有熟地、当归、阿胶、白芍、龟板、制首乌、枸杞子、鸡血藤等。这些药物大多具有补血养精的作用。临床应用时又常与补气药(如黄芪、人参)、健脾药(如白术)等同用。

六、以毒攻毒类

以毒攻毒类中草药普遍具有一定毒性,但可利用其毒性来治疗恶性肿瘤。此类中药可分为动物药、矿物药及植物药。常用药有硫磺、雄黄、地龙、全蝎、蜈蚣、僵蚕、三尖杉、肿节风、长春花、守宫、藤黄、附子、马钱子、信石、雷公藤、蜂房、蟾酥等。

这类药物均有一定的毒性,在使用时要注意严格掌握炮制方法及配伍规律,减低药物毒性。另外,这类药一个显著特点就是有效剂量和中毒剂量非常接近,因此临床应用以毒攻毒中药治疗恶性肿瘤时,须严格掌握其有效剂量,以防中毒。

最后我们在用中草药治疗恶性肿瘤时,要注意以下几点:中草药治疗可以改善症状、提高生存质量、稳定病灶、延长生存期和提高生存率等、配合手术、放化疗可减少不良反应和提高临床疗效。中药可以全程参与,有时起主导治疗作用。在治疗时要辨证与辨病相结合,扶正与祛邪相结合。脾胃功能的健旺与否与肿瘤患者的预后密切相关,抗癌祛毒药,药性多力大性猛,在运用时必须注意对患者脾胃功能的保护。应善于将中草药抗癌药理研究的成果在临床中结合辨证加以运用,益气健脾之品多具提高免疫功能之效,祛邪药物多具有抑瘤作用。

第七章

中医肿瘤治疗常用临床操作

悬灸是采用点燃的艾条悬于选定的穴位或病痛部位之上，通过艾草的温热和药力作用刺激穴位或病痛部位，达到温经散寒、扶阳固脱、消瘀散结、防治疾病的一种操作方法，属于艾灸技术范畴。

（一）适用范围

各种胃肠道紊乱、脘腹部胀满、各种寒症型疼痛。

（二）评估

1. 病室环境及温度。

2. 主要症状、既往史。

3. 有无出血病史或出血倾向、哮喘病史或艾绒过敏史。

4. 对热、气味的耐受程度。

5. 施灸部位皮肤情况。

（三）告知

1. 施灸过程中出现头昏、眼花、恶心、颜面苍白、心慌出汗等不适现象，及时告知。

2. 个别患者在治疗过程中艾灸部位可能出现水疱。

3. 灸后注意保暖，饮食宜清淡。

（四）物品准备

艾条、治疗盘、打火机、弯盘、广口瓶、纱布、计时器。

（五）基本操作方法

1. 评估患者，做好解释。

2. 备齐用物,携用物至床旁。

3. 协助患者取合理、舒适体位。

4. 确定施灸部位,充分暴露施灸部位,注意保护隐私及保暖。

延伸阅读

关元穴:位于脐下 3 寸处,即脐下四横指。

气海穴:位于脐下 1.5 寸处。

足三里穴:膝眼下 3 寸,胫骨旁开一横指处。

合谷穴:手背第一、二掌骨之间,约平第二掌骨中点处。

---

5. 点燃艾条,进行施灸。

延伸阅读

常用施灸方法有以下几种

温和灸:将点燃的艾条对准施灸部位,距离皮肤 2～3 cm,使患者局部有温热感为宜,每处灸 10～15 分钟,至皮肤出现红晕为度。

雀啄灸:将点燃的艾条对准施灸部位 2～3 cm,一上一下进行施灸,如此反复,一般每穴灸 10～15 分钟,至皮肤出现红晕为度。

回旋灸:将点燃的艾条悬于施灸部位上方约 2 cm 处,反复旋转移动范围约 3 cm,每处灸 10～15 分钟,至皮肤出现红晕为度。

---

6. 及时将艾灰弹入弯盘,防止灼伤皮肤。

7. 施灸结束,立即将艾条插入广口瓶,熄灭艾火。

⚠ 特别提醒

施灸过程中询问患者有无不适,观察患者皮肤情况,如有艾灰,用纱布清洁,协助患者穿衣,取舒适卧位。酌情开窗通风,注意保暖,避免吹对流风。

（六）注意事项

1. 大血管处和腰骶部、皮肤感染、溃疡、瘢痕处，有出血倾向者不宜施灸。空腹或餐后一小时左右不宜施灸。

2. 一般情况下，施灸顺序自上而下，先头身，后四肢。

3. 施灸时防止艾灰脱落烧伤皮肤或衣物。

4. 注意观察皮肤情况，对糖尿病、肢体麻木及感觉迟钝的患者，尤应注意防止烧伤。

5. 如局部出现小水疱，无需处理，自行吸收；水疱较大，可用无菌注射器抽吸疱液，用无菌纱布覆盖。

二、耳穴埋豆

耳穴埋豆（耳穴贴压法）是采用王不留行籽、莱菔籽、磁珠等丸状物贴压于耳廓上的穴位或反应点，通过其疏通经络，调整脏腑气血功能，促进机体的阴阳平衡，达到防治疾病、改善症状的一种操作方法，属于耳针技术范畴。

（一）适用范围

1. 各种疼痛性病症。

2. 各种炎症性病症。

3. 功能紊乱性病症。

4. 过敏及变态反应性疾病。

5. 内分泌代谢性疾病等。

（二）评估

1. 主要症状、既往史。

2. 对疼痛的耐受程度。

3. 有无对胶布、药物等过敏情况。

4. 耳部皮肤情况。

（三）告知

1. 耳穴贴压的局部感觉：热、麻、胀、痛。

2. 每日自行按压 3～5 次，每次每穴 1～2 分钟。

（四）物品准备

治疗盘、磁珠、75％酒精棉球、探棒、止血钳或镊子、弯盘、污物碗，必要时可备耳穴模型。

（五）基本操作方法

1. 评估患者，做好解释。

2. 备齐用物，携至床旁。

3. 协助患者取合理、舒适体位。

4. 探查耳穴敏感点，确定贴压部位。

5. 75％酒精自上而下、由内到外、从前到后消毒耳部皮肤。

6. 选用磁珠，用止血钳或镊子夹住贴敷于选好耳穴的部位上，并给予适当按压（揉），使患者有热、麻、胀、痛感觉，即"得气"。

7. 观察患者局部皮肤，询问有无不适感。

8. 常用按压手法

对压法：用食指和拇指的指腹置于患者耳廓的正面和背面，相对按压，至出现热、麻、胀、痛等感觉，食指和拇指可边压边左右移动，或做圆形移动，一旦找到敏感点，则持续对压20～30秒。对内脏痉挛性疼痛、躯体疼痛有较好的镇痛作用。

直压法：用指尖垂直按压耳穴，至患者产生胀痛感，持续按压20～30秒，间隔少许，重复按压，每次按压3～5分钟。

点压法：用指尖一压一松地按压耳穴，每次间隔0.5秒。本法以患者感到胀而略沉重刺痛为宜，用力不宜过重。一般每次每穴可按压27下，具体可视病情而定。

操作完毕，安排舒适体位，整理床单位。

（六）注意事项

1. 耳廓局部有炎症、冻疮或表面皮肤有溃破者不宜施行。

2. 耳穴贴压每次选择一侧耳穴，双侧耳穴轮流使用。夏季易出汗，留置时间1～3天，冬季留置3～7天。

3. 观察患者耳部皮肤情况，留置期间应防止胶布脱落或污染。

4. 患者侧卧位耳部感觉不适时，可适当调整。

三、贴敷疗法

贴敷疗法是以中医基本理论为指导，依据所选药物的不同功用，制成膏药或油膏制剂并贴敷于患处或皮肤特定部位。

（一）适用范围

1. **逐水通便方贴敷**：肿瘤引起的腹水，便秘症状。

2. **消瘤方贴敷**：突出皮肤的未破溃的局部肿瘤。

3. **芒硝贴敷**：乳腺癌的上肢淋巴水肿。

（二）评估

1. 评估患者的主要症状，临床表现以及过敏史。

2. 评估患者的认知以及合作程度。

3. 评估患者的局部皮肤的情况。

（三）告知患者

1. 出现皮肤微红为正常现象，若出现皮肤瘙痒、丘疹、水疱等，应立即告知。

2. 敷贴时间一般为 4～6 小时，可根据病情、年龄、药物、季节调整时间。

3. 若出现敷料松动或脱落及时告知。

（四）物品准备

1. **逐水通便方、消瘤方贴敷**：治疗盘、治疗衬垫（15 cm×20 cm）、弯盘、0.9％生理盐水棉球、镊子、棉签、胶布，必要时备纱布数块。通便逐水方用凡士林作为赋剂，调成膏状。消瘤方用蜂蜜作为赋剂，调成膏状。

2. **芒硝贴敷**：治疗盘、无纺布布袋、弯盘、0.9％生理盐水棉球、镊子、绷带、胶布、芒硝。

（五）基本操作方法

1. 洗手，备物，解释说明。

2. 安置体位：关闭门窗，注意保暖，协助患者取合适体位，暴露敷贴的皮肤。

3. 定位：确定患者范围、皮肤情况；

4. 清洁局部皮肤：用皮肤消毒液清洁局部敷贴的皮肤。

5. 敷药：逐水通便方（消瘤方）可制成膏状，用压舌板将油膏摊在治疗衬垫（敷料）上敷贴于患处直接敷在以神阙穴为中心的腹部（局部肿块）上，用胶布固定。通便逐水方的贴敷面积为 14 cm×19 cm；消瘤方的贴敷面积根据局部肿瘤大小而定。芒硝贴敷即将芒硝 500 g 置入无纺布布袋中平铺，用绑带固定于水肿的上肢。

6. 观察：观察患者局部皮肤的情况以及在敷贴过程中询问患者有无

不适。

7. 安置患者：协助患者取舒适体位，整理床单位。

8. 清理用物：物品按规定规范处理，归还原处。

四、穴位贴敷

穴位敷贴技术是将药物制成一定剂型，敷贴到人体穴位，通过刺激穴位，激发经气，达到通经活络、清热解毒、活血化瘀、消肿止痛、行气消痞、扶正强身作用的一种操作方法。

（一）适用范围

1. 吴茱萸外敷涌泉穴：化疗引起的呕吐。

2. 健脾方外敷神阙穴、足三里、阳陵泉、阴陵泉：胃部不适、乏力。

（二）评估

1. 病室环境，温度适宜。

2. 主要症状、既往史、药物及敷料过敏史，是否妊娠。

3. 敷药部位的皮肤情况。

（三）告知患者

1. 出现皮肤微红为正常现象，若出现皮肤瘙痒、丘疹、水疱等，应立即告知。

2. 穴位敷贴时间一般为6～8小时。可根据病情、年龄、药物、季节调整时间。

3. 若出现敷料松动或脱落及时告知。

4. 局部贴药后可出现药物颜色、油渍等污染衣物。

（四）物品准备

1. 常规用物：治疗盘、弯盘、0.9％生理盐水棉球、小纱布数块、薄胶纸。

2. 药物：吴茱萸药丸2枚，健脾方（制半夏、丁香、吴茱萸、茯苓等）药丸6～8枚。

（五）基本操作方法

1. 评估患者，做好解释，注意保暖。

2. 备齐用物，携至床旁。

3. 安置体位：关闭门窗，注意保暖，协助患者取合适体位，暴露敷贴的皮肤。

4. 取穴：足三里、三阴交、阴陵泉、阳陵泉等穴以调节免疫；涌泉穴以燥化脾湿，生发胃气。询问患者有无酸胀感，以校准穴位。

5. 清洁局部皮肤：用0.9%生理盐水棉球清洁局部敷贴的皮肤。

6. 敷药：取药丸置于薄胶纸敷贴于穴位上，用胶布固定。吴茱萸外敷涌泉穴时先敷贴对侧的足底，再敷贴近侧的足底。

7. 观察：观察患者局部皮肤的情况以及在敷贴的过程中询问患者有无不适。

8. 安置患者：协助患者取舒适体位，整理床单位。

9. 清理用物：物品按规定规范处理，归还原处。

（六）注意事项

1. 操作的过程中注意保暖，加盖衣被，避免受凉。

2. 贴敷涌泉穴可选择临睡前，避免影响日常的行走和生活。

3. 认真取穴，妥善固定穴位敷贴。

4. 患者在贴敷期间出现皮肤奇痒、红晕等过敏现象立即停止用药。

下篇

各病分论

第一章

鼻 咽 癌

一、实训目的

（一）掌握鼻咽癌的定义，鼻咽癌的辨证要点、治疗要点和基本辨证分析及治疗；

（二）熟悉鼻咽癌的病因病机、病理因素，类证鉴别；

（三）了解鼻咽癌的演变与预后。

实训案例

患者李某，女，68岁，首诊日期2019年6月8日。患者于2019年4月无诱因下鼻塞流涕不止就诊复旦大学附属耳鼻喉科医院，该院行鼻咽部MRI及鼻腔镜活检病理证实鼻咽部鳞状细胞癌。2019年4~5月行根治性放疗，放疗结束后复查MRI显示鼻咽部占位缩小，流涕、头痛等症状好转，但出现严重口干、耳聋、便秘等症状，为求进一步治疗来我科门诊。患者面色不华，鼻塞，鼻腔干痒不适，耳聋明显，诉口干较甚，需时时饮水以保持口腔湿润，口中不识五味，胃纳少，大便干结不利，伴有乏力腰酸，夜寐不安，观其舌质红而干，见裂纹，无苔，脉细数无力。

针对这名患者，我们怎样进行中医诊断和治疗？怎样开处方？请尝试给该患者制定治疗方案，给予处方用药。如果无从下手，请阅读"实训参考"帮助你进行处方用药。参考用药及按语后附。

二、实训参考

（一）概述

鼻咽癌是指位于鼻咽腔顶部和侧壁的恶性肿瘤，鼻咽癌原发病灶多发生于鼻咽咽隐窝、顶前壁，底壁少见，病灶可呈结节型、溃疡型和黏膜下浸润型等多种形态。鼻咽癌98％属低分化鳞状细胞癌，基本分类为粒状细胞癌（高分化、低分化）、腺癌（高分化、低分化）、泡状细胞癌等。常见转移方式为周围淋巴结转移。

鼻咽癌症状的描述可散见于"鼻衄""鼻渊""失荣""真头痛""上石疽""控脑砂"等病症。鼻咽癌主要是由于六淫邪气，或情志不遂、气机阻滞，或饮食失调、痰食阻滞，以致脏腑功能失调、气血运行失常，而致痰气凝结，气郁血逆，郁火相凝，瘀毒久留而导致本病的发生。本病初起多由外感六淫，肺失宣肃，邪热壅盛，或情志不遂、气机不畅，气郁痰凝所致，辨证以邪实为主。病情继续发展则出现气滞血瘀，肝火旺盛，辨证多为本虚标实，虚实夹杂。晚期则以脏腑功能衰弱，正气虚衰为主，多见热毒火盛，耗气伤阴而成气阴两虚之证，阴虚甚者以肝肾阴虚之证多见。

（二）诊断依据

1. 临床表现：鼻咽癌常见涕血与鼻衄、鼻塞、耳鸣与听力减退，头痛、颈淋巴结肿大、面麻、复视等症状。

2. 实验室检查：鼻咽癌的诊断尚无特异性的肿瘤标记物。肿瘤标记物SCC对于判断患者的病情、预后、疗效及转移复发有一定意义。

3. 影像学检查：MRI对于鼻咽癌的确诊和临床分期具有重要价值。B超对于鼻咽癌晚期出现头颈部淋巴结转移具有一定诊断价值。

4. 病理检查：鼻腔镜检查病理活检可以明确诊断，鼻咽癌大部分病理类型为鳞状细胞癌。

（三）鼻咽癌的鉴别诊断和类证鉴别

1. 鉴别诊断：本病应与鼻咽增生性结节、鼻咽腔内黏膜结核、鼻咽纤维血管瘤、恶性淋巴瘤、鼻咽囊肿等相鉴别。

2. 类证鉴别：本病应与鼻渊、鼻衄等症相鉴别。

表1-1 鼻咽癌的中医类证鉴别

证候	说 明
鼻渊	本病是指鼻流浊涕,如泉下渗,量多不止为主要特征的鼻病。多因外感风热邪毒,或风寒侵袭,久而化热,邪热循经上蒸,犯及鼻窍;或胆经炎热,随经上犯,蒸灼鼻窍;或脾胃湿热,循胃经上扰等引起
鼻衄	本病由鼻部疾病引起,也可由全身疾病所致。鼻出血多为单侧,少数情况下可出现双侧鼻出血;出血量多少不一,轻者仅为涕中带血,重者可引起失血性休克,反复鼻出血可导致贫血

(四)鼻咽癌的常见中医证型

根据疾病不同阶段的病情表现进行辨证,鼻咽癌的常见中医证型主要分为:肺热壅盛、气郁痰凝、肝郁火旺、气滞血瘀、气阴两虚、肝肾阴虚六个证型。

表1-2 鼻咽癌的常见中医证型

证型	证 候
肺热壅盛	头痛,耳鸣,鼻塞,鼻衄或血涕,口苦口渴,心烦易怒,大便干结,舌质红,苔黄或黄厚,脉数
气郁痰凝	颈部肿块显露,鼻塞,痰多黏稠,涕厚黏腻,精神抑郁,耳堵塞感或耳鸣,苔厚腻,脉滑
肝郁火旺	头痛,耳鸣,鼻塞,鼻衄或血涕,口苦口渴,心烦易怒,大便干结,舌质红,苔黄或黄厚,脉数
气滞血瘀	鼻塞,涕中带血色暗,头刺痛,入夜尤甚,或耳鸣,舌质暗红,边有瘀斑,苔薄,脉涩
气阴两虚	鼻衄色红,口鼻干燥,咽干喜饮,干咳少痰,神疲乏力,舌质红,无苔或少苔,脉细数或细
肝肾阴虚	鼻塞乏力,头晕目眩,耳鸣耳聋,眼花目糊,口干欲饮,或五心烦热,形体消瘦,舌红少苔,脉细或沉细

(五)鼻咽癌的中医治疗

1. 中医辨证论治:鼻咽癌病在鼻,与肺、脾、肝、肾相关,故在辨证论治时,注重相关脏腑之虚实变化。病之初起多以宣肺清热、清肝泻火为主,中期以软坚散结、活血化瘀为主,晚期则以养阴生津、滋补肝肾为主。

表 1-3　鼻咽癌的中医辨证治疗

阶段	治疗方式	中医辨证	中医治则	参 考 用 药
早中期	以清热解毒、活血化瘀等中药结合放化疗、靶向治疗	肺热壅盛	宣肺清热、消痰散结	银翘散加减：金银花30 g，连翘30 g，桔梗6 g，野菊花30 g，苍耳子12 g，蚤休15 g，象贝母12 g，山豆根12 g
		气郁痰凝	化痰解郁、软坚散结	海藻玉壶汤加减：海藻15 g，夏枯草12 g，生牡蛎30 g，山慈菇15 g，象贝母9 g，半枝莲30 g，苍耳子9 g，山豆根12 g
		肝郁火旺	清肝泻火、解毒散结	龙胆泻肝汤加减：龙胆草9 g，黄芩12 g，山栀子12 g，生地黄15 g，山豆根12 g，山慈菇15 g，白花蛇舌草30 g，郁金9 g
		气滞血瘀	活血化瘀、理气通窍	通窍活血汤加减：桃仁9 g，红花9 g，当归12 g，川芎9 g，赤芍药15 g，八月札15 g，苍耳子15 g，茜草根30 g，露蜂房9 g，天龙3 条，地龙30 g
晚期	以补气养阴、补益肝肾等中药结合放化疗、靶向治疗	气阴两虚	养阴清热、益气生津	沙参麦冬汤加减：北沙参30 g，天门冬15 g，麦门冬15 g，玉竹12 g，川石斛30 g，玄参30 g，生地黄15 g，蛇莓30 g，白花蛇舌草30 g，太子参12 g
		肝肾阴虚	滋补肝肾、养阴清热	杞菊地黄丸加减：生地黄12 g，熟地黄12 g，山茱萸9 g，枸杞子12 g，白菊花15 g，牡丹皮9 g，墨旱莲30 g，女贞子12 g，菟丝子12 g

2. **中医外治**：鼻咽癌的中医外治法主要用于改善鼻腔出血、局部继发感染等并发症的治疗。

表 1-4　鼻咽癌的中医外治

适应证	推荐用药及用法
鼻腔出血	外治可用冷水浸湿毛巾或冰袋敷于前额，或可用血余炭、马勃、百草霜、田七末、云南白药等药末吹入鼻腔
局部继发感染	可选用滴鼻灵滴鼻，锡类散涂口腔溃烂处，还可用鱼腥草注射液0.5 ml于肺俞穴行穴位注射

3. **针灸治疗**：鼻咽癌的针灸治疗主要用于改善鼻塞、流涕、头痛、耳鸣、

咽痛等并发症的治疗。

表 1-5 鼻咽癌的针灸治疗

适应证	推荐取穴和针刺方法
鼻咽癌伴有鼻塞、流涕、头痛	取穴：关元、气海、上星、神庭、曲差、头临泣 方法：虚者针用补法；实者针用平补平泻法
鼻咽癌伴有耳鸣、咽痛	取穴：耳门、听宫、听会、少商、商阳、大椎 方法：虚者针用补法；实者针用平补平泻法

（六）预后转归

鼻咽癌的预后与机体正气强弱、邪气盛衰、治疗等有关，现代医学认为与鼻咽癌的 TNM 分期、性别，病理分类，年龄，治疗方式等密切相关，本病致死的主要原因是局部区域复发与远处转移。

第二章

喉　癌

一、实训目的

（一）掌握喉癌的定义，喉癌的辨证要点、治疗要点和基本辨证分析及治疗；

（二）熟悉喉癌的病因病机、病理因素，类证鉴别；

（三）了解喉癌的演变与预后。

◆ 实训案例

患者刘某，男，72岁，2019年3月初诊。主诉：乏力2周。患者于2019年2月无明显诱因出现咳嗽音哑，咯血，就诊于上海交通大学医学院附属仁济医院，喉镜病理诊断为喉癌，遂于该院行咽喉肿物切除术，术后病理提示鳞癌。因患者年事已高，身体状况较差，术后未行放化疗。此次于3周前出现明显乏力，既往有糖尿病史15年。此次为求进一步中医药治疗前来就诊。患者乏力，身体消瘦，咽干而隐痛，声音嘶哑，咯痰少而质黏，腰膝酸痛，纳差，眠可，二便尚可，舌质红绛，苔少，脉细数无力。

针对这名患者，我们怎样进行中医诊断和治疗？怎样开处方？请尝试给该患者制定治疗方案，给予处方用药。如果无从下手，请阅读"实训参考"帮助你进行处方用药。参考用药及按语后附。

二、实训参考

(一)概述

喉癌是指来源于喉黏膜上皮组织的恶性肿瘤,最常见的病理类型为鳞状细胞癌。常见的转移方式为周围淋巴结转移。

喉癌属于中医学"喉菌""喉百叶""喉疳""锁喉疮"等病症的范畴。本病初期多因外感风热之邪,影响肺的宣降,肺失清肃,热邪壅结,循经蒸灼咽喉;或饮食不节,进食辛热炙煿,热蕴脾胃,脾失运化,痰热互结,循经上炎,灼于咽喉;或情志不遂,内伤于肝,疏泄失常,肝气郁结,气滞痰凝,碍于咽喉,以致气滞血壅、痰凝毒聚而成喉癌,此时病机以邪实为主。病情进一步发展,邪正相搏,痰涎壅盛,热毒蕴结,血败肉腐,病至极期,邪盛而正已伤。晚期,若病久失于调治,贻误病机,则脾胃渐衰失之化源,肺肾阴津不足,甚至阴损及阳,同时邪毒未尽,形成本虚标实之证。

(二)诊断依据

1. 临床表现:咽喉部异物感、声音嘶哑、咽喉痛、呼吸困难、咳嗽咯血、吞咽困难及颈部淋巴结肿大等。

2. 实验室检查:肿瘤标记物 SCC、CEA、CYFRA21-1 对于判断患者的病情、预后、疗效及转移复发有一定意义。喉癌患者应常规行 HPV 病毒检查。

3. 影像学检查:通过 X 线片、CT 及磁共振成像(MRI)检查,能够确定癌肿的部位、浸润的范围、侵犯周围组织器官情况及转移情况。通过浅表超声影像检查,可观察转移淋巴结及与周围组织的关系。

4. 病理检查:喉癌以声带癌最为多见,其次为声门上癌,声门下癌最少。肉眼观肿瘤可呈乳头状、疣状或菜花状隆起,也可在局部形成溃疡。喉镜活检病理中鳞癌约占 90% 以上,其中以分化好的鳞癌Ⅰ~Ⅱ期最常见。

(三)喉癌的鉴别诊断和类证鉴别

1. 鉴别诊断:喉癌可与喉结核、喉乳头状瘤、喉淀粉样瘤、声带小结、喉角化症和喉白斑等相鉴别。

2. 类证鉴别：喉癌应与喉风、喉痈、乳蛾等症相鉴别。

表2-1 喉癌的中医类证鉴别

证候	说　明
喉风	本病是咽喉部突然的肿痛、音哑、喉鸣、呼吸困难等疾患。多由肺胃积热,复感风邪,风热向搏所致
喉痈	本病是指以咽喉局部红肿,疼痛剧烈,吞咽困难,高热等为主要表现的痈病类疾病。多由脏腑蕴热,复感外邪,热毒客于咽喉,腐血败肉,酿成痈脓而发病
乳蛾	本病是以咽喉两侧喉核(即腭扁桃体)红肿疼痛,形似乳头,状如蚕蛾为主要症状的喉病。多由外感风热,侵袭于肺,上逆搏结于喉核;或平素过食辛辣炙煿之品,脾胃蕴热,热毒上攻喉核;或温热病后余邪未清,脏腑虚损,虚火上炎等引起

（四）喉癌的常见中医证型

根据疾病不同阶段的病情表现进行辨证,喉癌可分为肺经郁热、痰热蕴肺、肝气郁结、肺肾阴虚四个中医证型。

表2-2 喉癌的常见中医证型

证型	证　候
肺经郁热	声音嘶哑,咽喉干燥,咳嗽,或痰中带血丝,发热,小便短赤,大便秘结,舌质红,舌苔薄黄,脉数
痰热蕴肺	咳嗽痰多,或喉中痰鸣,痰黄黏稠,或痰血,胸闷气促,声音嘶哑。渐或失音,小便黄,舌质红,苔黄或黄腻,脉滑数
肝气郁结	咽中作梗,声音嘶哑,胸腹胀痛,纳食欠佳。耳鸣耳聋,颈部有痰核,舌质暗红,苔薄白,脉弦
肺肾阴虚	声音嘶哑,咽喉疼痛,口干咽燥,形体消瘦,语音低微。咳痰带血或咯血,舌质红或绛,少苔或无苔,脉细数

（五）喉癌的中医治疗

1. 中医辨证论治：喉癌的中医治疗从整体观念出发,遵循辨证论治原则,可根据疾病不同阶段的病情表现进行辨证论治。总体上病症初起以清泄肺热、疏肝理气为主,中期以清热消结,化痰散瘀为主,晚期则以滋补肺肾,养阴清火为主。

表 2-3　喉癌的中医辨证治疗

阶段	治疗方式	中医辨证	中医治则	参 考 用 药
早中期	以清热解毒、疏肝解郁为主的中药配合手术或放化疗，靶向治疗	肺经郁热	清泄肺热、解毒利咽	银翘散和五味消毒饮加减：金银花 30 g，连翘 30 g，野菊花 30 g，蒲公英 30 g，紫花地丁 30 g，玄参 15 g，马勃 6 g，射干 12 g，象贝母 12 g
		痰热蕴肺	清肺化痰	千金苇茎汤加减：苇茎 30 g，桃仁 12 g，冬瓜仁 30 g，生薏苡仁 30 g，胆南星 15 g，鱼腥草 30 g，杏仁 9 g，射干 15 g，大叶菜 30 g，马兜铃 15 g，桑白皮 12 g
		肝气郁结	疏肝解郁、理气消结	四七汤加减：紫苏梗 12 g，紫苏叶 12 g，青皮 9 g，陈皮 9 g，半夏 9 g，八月札 15 g，佛手 9 g，香附 12 g，丹参 15 g，玄参 12 g，夏枯草 12 g，生牡蛎 30 g，生甘草 6 g
晚期	以补益肺肾为主的中药配合放化疗或靶向治疗	肺肾阴虚	滋补肺肾、滋阴益气	百合固金汤加减：生地黄 12 g，熟地黄 12 g，天门冬 15 g，麦门冬 15 g，百合 12 g，赤芍药 12 g，玄参 30 g，山茱萸 12 g，枸杞子 12 g，太子参 12 g，当归 9 g，白花蛇舌草 30 g，山慈菇 9 g，白僵蚕 12 g，川贝母 9 g

2. 中医外治：喉癌如并发喉阻塞，外治可用冰硼散，或珠黄散吹咽喉，每小时 1 次。口腔糜烂者外治可用漱口方漱口，亦可用锡类散或珠黄散涂患处，同时应经常保持口腔清洁。

3. 针灸治疗：针灸治疗主要用于改善咽喉痛、咽喉阻塞等喉癌并发症的症状。

表 2-4　喉癌的针灸治疗

适应证	推荐取穴和针刺方法
喉癌并发咽喉痛	取穴：合谷、支沟（双侧） 方法：可采用针刺止痛法，快速进针，得气后中度刺激，运针 2 分钟，留针 5 分钟
喉癌并发喉阻塞	取穴：合谷、少商、曲池、天鼎、扶突 方法：每次 2～3 穴，用泻法，不留针

（六）预后转归

喉癌的预后与机体正气强弱、邪气盛衰、治疗等有关，现代医学认为与喉癌的部位、TNM 分期、细胞分化程度密切相关。部位以声门型喉癌疗效最好。

第三章

甲 状 腺 癌

一、实训目的

（一）掌握甲状腺癌的定义，甲状腺癌的辨证要点、治疗要点和基本辨证分析及治疗；

（二）熟悉甲状腺癌的病因病机、病理因素，类证鉴别；

（三）了解甲状腺癌的演变与预后。

◆ 实训案例

患者王某，女，61岁，左侧甲状腺结节史3年，一年前外院B超引导下左甲状腺结节穿刺，病理明确"甲状腺乳头状癌"。行左甲状腺癌手术，术后常规口服优甲乐。就诊时诉神疲乏力，情志不悦，夜寐不安，颈前不适，胃纳一般，苔薄白，舌淡红，脉细弦。

针对这名患者，我们怎样进行中医诊断和治疗？怎样开处方？请尝试给该患者制定治疗方案，给予处方用药。如果无从下手，请阅读"实训参考"帮助你进行处方用药。参考用药及按语后附。

二、实训参考

（一）概述

甲状腺癌是发生于甲状腺滤泡上皮、滤泡细胞及甲状腺间质的恶性肿瘤，是最常见的内分泌恶性肿瘤。甲状腺癌的病理亚型中最常见的是乳头状癌和滤泡状癌，而发生率较低的髓样癌和未分化癌预后却较差。其扩散方式一般包括甲状腺癌内扩散、淋巴结转移、血行转移三种。

根据临床表现和古代医籍的描述,甲状腺癌属于"石瘿"范畴。甲状腺癌的发生多与饮食失调、水土因素、情志内伤等有关。因饮食失调或水土失宜,致脾失健运,水湿不化,聚而成痰,痰阻气机,痰气瘀结;或感受山岚水气,气滞血瘀,津液内停,凝聚成疾,气血痰饮郁结,形成瘿肿,年深日久,渐生恶变。或患者长期愤郁、忧思郁虑,致肝气郁结,气滞血瘀;木旺乘土,脾失健运,痰湿内生,气滞血瘀与痰湿互结于颈部而成石瘿。部分患者还表现为痰气郁结,郁而化火。

(二)诊断依据

1. **临床表现**:早期多无自觉症状,且肿瘤生长缓慢。颈部无痛性肿块进行性增大、颈部胀满疼痛;晚期可累及周围软组织或气管软骨而使肿瘤固定,或累及喉返神经而致声音嘶哑,少数合并不同程度的呼吸困难、颈部淋巴结肿大及引起的耳、枕和肩部放射性疼痛;远处转移可见消瘦、乏力,髓样癌可见大便水泄,含有未消化食物,每日数次至十数次,同时可伴面部潮红、心悸等。

2. **实验室检查**:降钙素检测对甲状腺髓样癌的诊断、观察术后动态变化和确定复发及转移具有重要的参考价值。甲状腺球蛋白检测虽然不能作为特异性的肿瘤标志物,但可作为甲状腺切除术后的检测指标,如升高则表明可能复发或转移。对于甲状腺手术后长期补充甲状腺素的患者,应定期检测 T3、T4、TSH。如果给药剂量不足,TSH 水平会升高,反之则降低。因此,TSH 水平可作为调节甲状腺素剂量的依据之一。

3. **影像学检查**:巨大甲状腺肿瘤、晚期甲状腺癌以及临床怀疑有纵隔甲状腺时都须做气管正、侧位 X 线片检查,以了解肿瘤的范围和气管受压情况。常规胸部 X 线片可观察有无肺转移,骨骼 X 线片可观察颅骨、胸骨柄、锁骨、肋骨、脊椎骨等部位的转移情况。需要进一步明确甲状腺肿瘤的精确范围时可选用颈部、胸部 CT 检查。B 超检查为诊断甲状腺肿瘤最方便且创伤最小的检查手段,是长期观察甲状腺病灶变化情况的常用手段。在放射和 B 超检查仍无法确定的情况下可选用放射性核素检查。MRI 在甲状腺肿瘤的诊断价值不如 CT,仅对判断颈部转移淋巴结与肌肉、血管的关系有一定临床意义。

4. **病理检查**:细针穿刺细胞学检查是一项较成熟的病理诊断技术,可在怀疑恶性肿瘤的情况下选用。

（三）甲状腺癌的鉴别诊断和类证鉴别

1. 鉴别诊断：本病应与甲状腺腺瘤、结节性甲状腺肿、甲状腺炎以及淋巴细胞性甲状腺炎相鉴别。

2. 类证鉴别：本病可以同瘿痈、肉瘿进行类证鉴别。

表 3-1　甲状腺癌的中医类证鉴别

证候	说　明
瘿痈	急性发病,病前多有上呼吸道感染,颈前肿大呈弥漫性,边界不清,质硬,有压痛,常伴发热、吞咽疼痛等全身症状
肉瘿	颈前肿块多呈球形,边界清楚,质地柔韧,表面光滑

（四）甲状腺癌的常见中医证型

甲状腺癌临床常见肝气郁结、痰湿凝结、痰瘀互结、阴虚内热等证型。可根据下表描述症状结合临床辨证。

表 3-2　甲状腺癌的常见中医证型

证型	证　候
肝气郁结	颈前瘿瘤隆起,逐渐增大,质硬或坚,胀痛压痛,吞咽稍动或固定不移,颈部憋胀不适,或妨碍呼吸和吞咽,伴胸闷,善太息,或胸胁窜痛,病情随情志因素波动,舌质淡,苔薄白,脉弦
痰湿凝结	颈前瘿瘤隆起,逐渐增大,质硬或有结节,胀痛压痛,吞咽稍动或固定不移,颈部憋胀不适,或妨碍呼吸和吞咽,肿块经久不消,伴胸闷气憋,食少纳呆,口淡乏味,恶心泛呕,肢体困重,舌淡,苔白或腻,脉弦滑
痰瘀互结	颈前瘿瘤质地坚硬、增大,固定不已,按之较硬或有结节,颈前刺痛,胸闷纳差,或伴颈前、双侧瘰疬丛生,舌质青紫,有瘀斑或瘀点,舌苔薄白或白腻,脉弦或涩
阴虚内热	心悸不宁,气短乏力,心烦少寐,易出汗,眼目干涩,口舌干燥,五心烦热,头晕目眩,形体消瘦,舌质红或红紫,苔少,脉细数

（五）甲状腺癌的中医治疗

1. 中医辨证论治：中医药治疗可以贯穿西医治疗的所有阶段。在西医无法进一步治疗的情况下,可以单独运用中医药治疗。本病以健脾疏肝为主要治则,根据不同治疗阶段及不同证型可配合化痰散结,活血化瘀,养阴清热,补气温肾等治法。本病发病以中青年女性居多,往往多伴情绪焦虑紧张或者抑郁状态,故治疗中应注重情志调节,更应注重患者的心理疏导。

表3-3　甲状腺癌的中医辨证论治

阶段	治疗方式	中医辨证	中医治则	参　考　用　药
早中期	手术后配合放疗	气阴两虚	健脾益气、清热消积	肿瘤科经验方消瘿方加减:党参15 g,生黄芪15 g,白术12 g,白茯苓12 g,莪术12 g,陈皮6 g,制半夏6 g,僵蚕10 g,白芥子10 g,牛蒡子10 g,龙葵15 g,皂角刺10 g,羊乳根15 g
	术后声音嘶哑	津伤化燥	利咽开音	甲状腺癌术后出现声音嘶哑,可用肿瘤科经验方开音方加减:蝉蜕6 g,木蝴蝶6 g,麦冬6 g,玄参9 g
	术后情志不畅	肝郁气滞	理气解郁	甲状腺癌术后情绪低落,可用肿瘤科经验方解郁方加减:玫瑰花3 g,玳玳花3 g,梅花3 g,佛手3 g
晚期	单纯中医药	肝气郁结	疏肝理气、消瘿散结	四逆散加减:柴胡9 g,白芍9 g,枳实9 g,炙甘草9 g,蒲公英15 g,生麦芽15 g,浙贝母9 g,僵蚕9 g
		痰湿凝结	健脾理气、化痰散结	六君子汤加减:党参9 g,炒白术9 g,姜半夏9 g,陈皮9 g,白茯苓12 g,炙甘草9 g,郁金9 g,薏苡仁30 g
		痰瘀互结	理气化痰、散瘀破结	二陈汤合桃红四物汤加减:姜半夏9 g,陈皮9 g,白茯苓9 g,炙甘草9 g,桃仁9 g,红花6 g,当归9 g,川芎9 g,白芍9 g,穿山甲3 g,地鳖虫9 g
		阴虚内热	滋阴降火、软坚散结	知柏地黄丸加减:知母15 g,黄柏15 g,熟地30 g,山茱萸12 g,山药12 g,白茯苓9 g,泽泻9 g,牡丹皮9 g,龟板18 g,砂仁3 g
	伴淋巴结转移无手术指征	瘀毒内盛	解毒散结	普济消毒饮加减:黄芩9 g,黄连9 g,陈皮6 g,生甘草6 g,玄参9 g,柴胡6 g,桔梗6 g,连翘9 g,板蓝根9 g,马勃3 g,牛蒡子9 g,薄荷6 g,僵蚕9 g,升麻3 g

2. 中医外治:中医外治具有优势。在中医内服的基础上,可选用一定的中医外治方法配合治疗。

表3-4　甲状腺癌的中医外治

适应证	推荐用药及用法
甲状腺癌晚期肿块疼痛	消瘤方(李雁-上海市中医医院肿瘤科) 组成:生大黄 12 g,皂角刺 12 g,王不留行 12 g,乳香 3 g,没药 3 g,天花粉 9 g,蜂房 9 g,天龙 6 g,蜈蚣 6 g 功效:消肿散结止痛 用法:研磨成粉末,加入醋,敷贴肿块部位,一日 1 次。肿瘤局部外敷药物,通过皮肤吸收,直接作用于肿瘤,止痛效果好

3. 针灸治疗:取穴原则以安神宁心开窍为主,佐以随证配穴,提插补泻,也可配合电针加强刺激增强疗效。针灸疗法可用于甲状腺癌患者情绪抑郁或烦躁。

表3-5　甲状腺癌的针灸治疗

适应证	推荐取穴和针刺方法
患者情绪抑郁或烦躁	取穴:人中,内关,神门,丰隆,涌泉 随证配穴:声音嘶哑选哑门,通里;吞咽困难选天突,廉泉 方法:毫针刺用平补平泻或泻法

(六) 预后转归

甲状腺癌早期以实证居多,如果迁延至晚期则由实转虚,临床上以阴虚、气虚、血瘀为多见,形成虚实夹杂的复杂证候,为难治。既往多有肉瘿病史,石瘿为恶性肿瘤,一旦确诊,手术切除。

第四章

脑　瘤

一、实训目的

（一）掌握脑瘤的定义,脑瘤的辨证要点、治疗要点和基本辨证分析及治疗;

（二）熟悉脑瘤的病因病机、病理因素,类证鉴别;

（三）了解脑瘤的演变与预后。

◆ 实训案例

患者刘某,男,65岁,脑胶质瘤术后2月余,反复头痛1周收治,患者头痛,时轻时重,肢体困倦,晨起口苦,纳食不馨,夜寐欠佳,大便溏薄,舌质淡,苔白腻,脉弦滑。

针对这名患者,我们怎样进行中医诊断和治疗? 怎样开处方? 请尝试给该患者制定治疗方案,给予处方用药。如果无从下手,请阅读"实训参考"帮助你进行处方用药。参考用药及按语可见后附。

二、实训参考

（一）概述

脑瘤是指生长于颅内的肿瘤,分为原发性和继发性两大类。原发于颅内的脑膜、脑、神经、血管、颅骨及脑的附件,如脉络丛、脑垂体、松果体等处的肿瘤,称为原发性脑瘤。从身体其他部位的恶性肿瘤扩散而来的称为继发性脑瘤,多见于肺癌、乳腺癌、肾癌等的转移。

中医文献中对"脑瘤"病名无明确的记载,一般认为本病属"头痛""真头痛""厥逆""头风""眩晕""痫证""痿证""内风""癫狂"等范畴。脑瘤的发生主要为痰湿蒙阻、瘀血阻窍、火毒炽盛、肝肾不足造成的脏腑功能紊乱,痰、瘀、邪毒互结发为本病。"脾为先天之本",脾虚运化失常,则生痰湿,痰湿蒙闭,直中脑窍,发而为病。"头为诸阳之会",总司人之神明,最不容邪气侵犯,若感受六淫邪毒,风引热毒之邪上扰清窍,引起气化阻滞、经脉瘀阻,瘀血火毒互结,致癌毒积聚于脑。脑为髓之海,肾主骨生髓,肾精不足,髓海失养,肝肾同源,肝肾阴液俱虚,阴不制阳,虚热内扰,日久而生脑瘤。

(二)诊断依据

1. 临床表现:主要表现为颅内压增高和局部定位症状两大类。其中颅内压增高的症状表现为头痛、恶心、呕吐、视乳头水肿,精神与意识障碍等;局部定位症状表现为运动障碍、感觉障碍、精神症状、癫痫发作、失语症、视野改变等。

2. 实验室检查

(1)血液检查:目前颅脑神经肿瘤领域最常用的血液学检查包括下丘脑-垂体内分泌功能检测(泌乳素、生长激素、促甲状腺激素、促肾上腺皮质激素、促黄体生长激素、促卵泡生长激素、促黑激素等)、颅内生殖细胞瘤相关肿瘤标志物(甲胎蛋白 AFP、人绒毛膜促性腺激素 β-HCG)等。

(2)肿瘤标志物检查:肿瘤标志物对脑瘤诊断无特异性,尚需其他病理和免疫组化结果支持。

3. 影像学检查

(1)X 线检查、脑血管或脑室造影:可作为定位及定性诊断。

(2)同位素脑扫描:可描绘病灶图形以确定肿瘤部位和大小。

(3)CT 检查:CT 对脑瘤的确诊率可达 90% 以上,是脑瘤主要诊断方法之一。

(4)磁共振成像(MRI)检查:MRI 有利于观察脑的解剖结构和肿瘤的病理改变,对鞍区、小脑、脑干、颅椎结合部及脊髓肿瘤的诊断具有优越性。目前普遍认为对神经系统病变的诊断应首选 MRI。

(三)脑瘤的鉴别诊断和类证鉴别

1. 鉴别诊断:本病应与脑脓肿、慢性硬脑膜下血肿、脑血管意外、脑寄生虫病及假脑瘤相鉴别。

2. 类证鉴别：本病可以同眩晕、头痛、痫证进行类证鉴别。

表 4-1 脑瘤的中医类证鉴别

证候	说 明
眩晕、头痛	脑瘤引起的头晕、头痛由颅内压增高引起，多位于前额及颞部，表现为持续性头痛阵发性加剧，多见于清晨加重，常因用力、喷嚏、咳嗽、低头或大便而加重，间歇期可以正常。头痛与眩晕均可单独出现，也可同时互见。眩晕以晕为主，若头晕伴有头痛，即以痛为主症
痫证	常见的脑瘤如脑胶质瘤、海绵状血管瘤可见癫痫发作，多由于脑神经元异常和过度发电所致。而痫证以突然扑倒，昏不知人，口吐涎沫，两目上视，四肢抽搐或口中如作猪羊叫声，移时苏醒，醒后一如常人为特点。脑瘤引起的癫痫是指临床呈反复性发作的疾病过程，多需要明确检查病因所在，而痫证发作通常均短暂性且有自限性

（四）脑瘤的常见中医证型

脑瘤临床常见痰湿蒙阻、瘀血阻窍、火毒炽盛、肝肾阴虚等证型。可根据下表描述症状结合临床辨证。

表 4-2 脑瘤的常见中医证型

证型	证 候
痰湿蒙阻	头痛昏蒙，恶心呕吐痰涎，或伴有喉中痰鸣，身重肢倦，纳呆食少，舌淡胖，苔白腻，舌质淡暗，脉滑或弦滑
瘀血阻窍	头痛剧烈呈持续性或阵发性加剧，痛有定处，固定不移，面色晦暗肢体偏瘫，大便干，舌质紫暗或有瘀点、瘀斑，舌底脉络色紫增粗或迂曲，苔薄白，脉细涩而沉
火毒炽盛	头痛头胀，如锥如刺，烦躁易怒，呕吐频作，或呈喷射状，面红耳赤，口苦尿黄，大便干结，舌红，苔黄或白而干，脉弦数
肝肾阴虚	头痛隐隐，时作时止，耳鸣眩晕，视物不清，肢体麻木，大便偏干，小便短赤，舌质红，少苔，脉细数或虚细

（五）脑瘤的中医治疗

1. 中医辨证论治：根据脑瘤不同治疗阶段的实际情况，当从整体观念出发，遵循辨证论治原则。并根据脑瘤不同治疗阶段的实际情况以涤痰祛湿、活血祛瘀、泻火解毒散结、滋补肝肾通窍为主要中医治则。

表4-3　脑瘤的中医辨证论治

阶段	治疗方式	中医辨证	中医治则	参 考 用 药
早中期	手术后、放疗后	阴虚阳亢	平肝熄风、清热活血、补益肝肾	天麻钩藤饮加减：天麻9 g,川牛膝12 g,钩藤12 g,石决明18 g,山栀9 g,杜仲9 g,黄芩9 g,益母草9 g,桑寄生9 g,夜交藤9 g,朱茯苓9 g,茯神9 g,远志6 g,石菖蒲9 g,全蝎3 g,莪术9 g
	化疗后	脾气亏虚、气血两虚	健脾益气、补血、活血养血	四君子汤为主方的肿瘤科经验方补血生白方随诊加减：党参12 g,炒白术9 g,白茯苓9 g,炙甘草9 g,鸡血藤30 g,太子参30 g,大枣30 g,黄芩15 g,枸杞15 g,淫羊藿10 g,巴戟天10 g,红花5 g
		胃气上逆	和胃降逆	温胆汤加减：半夏9 g,竹茹9 g,枳实9 g,陈皮6 g,甘草6 g,茯苓9 g,芦根9 g,旋覆花9 g,代赭石9 g,佛手6 g,砂仁3 g
中晚期	单纯中医药	痰湿蒙阻	软坚散结、涤痰祛湿	夏枯草膏合涤痰汤加减：夏枯草9 g,红花10 g,昆布12 g,天龙3 g,海藻12 g,浙贝母10 g,制天南星9 g,石菖蒲10 g,半夏9 g,竹茹10 g,陈皮9 g,茯苓15 g,生薏苡仁30 g
		瘀血阻窍	活血通窍、祛瘀化积	通窍活血汤合三棱煎丸加减：川芎3 g,桃仁9 g,大枣6 g,红花9 g,三棱10 g,莪术9 g,赤芍12 g,茯苓12 g,生薏苡仁30 g,天龙3 g,白花蛇舌草30 g
		火毒炽盛	泻火解毒、清肝散结	龙胆泻肝汤加减：龙胆草6 g,黄芩10 g,栀子10 g,白花蛇舌草30 g,半边莲15 g,莪术9 g,蜈蚣5 g,大黄5 g,车前子15 g,泽泻10 g,生地15 g,薏苡仁30 g,柴胡10 g,甘草5 g
		肝肾阴虚	滋补肝肾、祛风通窍	杞菊地黄丸加减：熟地15 g,龟甲10 g,枸杞12 g,菊花10 g,山药15 g,泽泻10 g,山茱萸12 g,丹皮10 g,茯苓10 g,川芎10 g,僵蚕10 g

2. **中医外治**：中医外治具有优势。在中医内服的基础上,可选用一定的中医外治方法配合治疗。

表4-4　脑瘤的中医外治

适应证	推荐用药及用法
脑瘤	方药：鲜金剪刀全草60 g，食盐15 g 用法：取新鲜金剪刀全草，用水洗净，切碎后放食盐捣烂成泥。敷于头颅表面与肿瘤相应的部位，厚度0.5～1 cm，24～36小时后取下即可，可见敷处发疱，用消毒针头挑破水疱，引出疱液，再消毒，敷料包扎，隔日更换敷料1次，待局部干燥愈合即可。发疱过程应注意保护水疱，避免碰破，挑排疱液时应注意无菌操作，防止感染

3. 针灸治疗：常用穴位百会、头维、内关、大椎、合谷、丰隆；偏瘫者加曲池、环跳、阳陵泉；失语者加哑门、廉泉。根据病情选取穴位，多采用平补平泻手法。

表4-5　脑瘤的针灸治疗

适应证	推荐取穴和针刺方法
脑瘤术后顽固性呃逆	取穴：双侧扶突穴、双侧内关、太冲穴 方法：平补平泻，留针30分钟，留针期间行针一次约10分钟，留针后起针，每天一次
脑瘤属肝肾阴虚	取穴：百会、七海、肝俞、脾俞、合谷、足三里 方法：毫针刺用补法，留针20分钟后，起针，每日一次

（六）预后转归

脑瘤早期以虚实相杂为主，如痰湿蒙阻、瘀血阻窍，可用软坚散结，涤痰祛湿，活血通窍，祛瘀化积以消弭邪实，并采取中西医结合的治法，部分患者病情可缓解；但由于颅内肿瘤位置的不同，也有部分患者病情控制欠佳，病久转为肾精不足，气血两虚，出现正虚邪盛之势。晚期脑瘤可出现眩晕、头痛、恶心、呕吐、视力减退、肢体活动障碍、昏迷、嗜睡等证，预后不良。

第五章

肺　癌

一、实训目的

（一）掌握肺癌的定义，肺癌的辨证要点、治疗要点和基本辨证分析及治疗；

（二）熟悉肺癌的病因病机、病理因素，类证鉴别；

（三）了解肺癌的演变与预后。

◆ 实训案例

患者周某，男，65 岁，2016 年 11 月 3 日初诊。患者 2015 年 12 月体检发现左肺肿块，2016 年 1 月 19 日在复旦大学附属肿瘤医院查胸部 CT 示：左肺上叶肿块，纵隔肺门多组淋巴结肿大。肺穿刺提示疑非小细胞癌，基因检测提示 $EGFR\ Exon-19$ 及 $Exon-21L858R$ 突变。2016 年 3 月开始服用凯美纳靶向治疗 3 个月，后因经济原因停用。2016 年 6 月行肺部病灶放疗，剂量 60 Gy。之后患者再用 AP(培美曲赛＋顺铂)方案化疗 5 周期。2016 年 11 月 3 日患者开始服用中药，停用西医治疗。患者就诊时纳食可，稍咳嗽，痰少，口干，二便调，无发热、汗出，夜寐一般，多梦，舌淡暗苔薄，脉细。

针对这名患者我们怎样进行中医诊断和治疗？怎样开处方？请尝试给该患者制定治疗方案，给予处方用药。如果无从下手，请阅读"实训参考"帮助你进行处方用药。参考用药及按语可见后附。

二、实训参考

(一)概述

肺癌,又称原发性支气管肺癌,是指原发于各级支气管黏膜或腺体的恶性肿瘤。肺癌按组织病理学分类,可分为小细胞肺癌(约占肺癌总数的20%)和非小细胞肺癌(约占肺癌总数的80%),非小细胞肺癌又可分为腺癌、鳞癌、大细胞癌等类型。肺癌的扩散以局部直接蔓延扩散及淋巴道转移为主,晚期也可经血道转移,少数肺癌还会出现气道播散转移。

肺癌多属于中医学的"肺积""咳嗽""咯血""胸痛""喘咳""肺胀"等范畴。肺为娇脏,易受外邪侵袭。若因先天禀赋不足,或素体虚弱,或各种肺疾日久迁延,日久肺气耗损,卫外不固,则六淫之邪,或四时不正之气,或烟毒秽浊之气犯肺,使肺失宣降,导致气滞、血瘀、毒聚之病机,日久而成肺癌。

(二)诊断依据

1. 临床表现:肺癌由肿瘤引起的局部和全身症状有咳嗽、咯血、胸痛、发热、胸闷气短、乏力、食欲不振、体重下降。肿瘤外侵与转移引起的症状有头面部、上肢水肿、呼吸困难等上腔静脉阻塞综合征症状;肿瘤累及喉返神经引起声音嘶哑;脑转移出现头痛、呕吐、偏瘫;骨转移引起相应部位的持续性疼痛或病理性骨折等。

2. 实验室检查:目前尚无一种可靠的血清肿瘤标志物对诊断肺癌具有较高的特异性,目前用于非小细胞肺癌诊断的肿瘤标志物包括癌胚抗原(CEA),鳞癌抗原(SCC)。用于小细胞肺癌的肿瘤标志物有神经特异性烯醇化酶(NSE)。

3. 影像学检查:X线检查是发现、诊断肺癌的基本方法,常用于普查及随访,近年来由于低剂量螺旋CT的出现,肺癌的X线检查已趋于淘汰;胸部CT检查已成为肺癌筛查、诊断的常规方法,尤其在肺癌的分期上,更有无可替代的作用;正发射计算机断层扫描(PET/CT)能鉴别肺部病灶的良恶性,同时排除胸内淋巴结和远处转移。

4. 病理检查:在60%~80%的中央型肺癌及15%~20%的外周型肺癌患者中,可通过重复的痰细胞学检查发现阳性结果;通过纤维支气管镜行经支气管活检,2/3的患者可有阳性结果;对外周型肺癌,在CT引导下经皮肺穿刺,可取得阳性结果;增大变硬的外周淋巴结,尤其是锁骨上淋巴结,进行穿刺活检可取得阳性结果;对于肺门或纵隔淋巴结肿大的患者可行经气管镜超声引导针吸活检术,并可协助肺癌分期;对于有纵隔肿物、或纵膈淋巴结肿大的患者,纵隔镜检查可进一步明确诊断。

(三)肺癌的鉴别诊断和类证鉴别

1. 鉴别诊断:本病应和肺结核、肺炎、肺脓肿、纵隔肿瘤、结核性胸膜炎等疾病相互鉴别。

2. 类证鉴别:本病可以同肺痨、肺痈进行类证鉴别。

表5-1 肺癌的类证鉴别

证候	说　　明
肺痨	常见咳嗽、咯血、胸痛、发热、消瘦。肺痨有明确痨虫接触史,类似于西医的肺结核
肺痈	多急性发病,表现为高热、咳痰多而腥臭。多由于感受邪毒引起,类似于西医的肺脓肿

(四)肺癌的常见中医证型

肺癌临床常见肺脾气虚、肺阴虚证、痰热阻肺、气阴两虚等证型。可根据下表描述症状结合临床辨证。

表5-2 肺癌的常见中医证型

证型	证　　候
肺脾气虚	咳嗽声低,气短而喘,吐痰清稀,食少,腹胀,便溏,舌质淡苔薄,边有齿痕,脉沉细
肺阴虚证	干咳,咳血,痰少,咽干,口燥,手足心热,盗汗,便秘,苔少质红少津脉细数
痰热阻肺	发热,咳嗽,痰鸣,胸胀满闷,咯黄稠痰或痰中带血,甚则呼吸迫促,胸胁作痛,舌红苔黄腻,脉滑数
气阴两虚	咳嗽,无痰或少痰或泡沫痰,或痰黄难咳,痰中带血,胸痛气短,心烦失眠,口干便秘,舌质红,苔薄或舌质胖有齿痕,脉细

(五)肺癌的中医治疗

1. 中医辨证论治:肺癌总的治则扶正祛邪,祛邪以理气化瘀、解毒散结为治则治法,扶正以益气、温阳、养血、滋阴为治则治法,而扶正与祛邪孰多孰少,当临证灵活用之。由于正气虚损是肺癌发生、发展的根本原因,因此在治疗中应始终注意扶助正气,顾护胃气,服用扶正中药时不要过量使用滋腻苦寒之品,以免碍胃伤胃。

表5-3　肺癌的中医辨证论治

阶段	治疗方式	中医辨证	中医治则	参 考 用 药
早中期	手术后	气阴两虚	益气养阴、清热解毒	肿瘤科经验方扶正祛邪方加减:生黄芪30 g,生白术12 g,白茯苓15 g,北沙参15 g,麦冬15 g,石见穿15 g,石上柏15 g,白花蛇舌草15 g
	术后辅助化疗	脾气亏虚、气血两虚	健脾益气、补血生精	以四君子汤为主方的肿瘤科经验方补血升白方随诊加减:生黄芪30 g,党参15 g,白术12 g,陈皮12 g,淮山药15 g,当归12 g,枸杞子15 g,女贞子15 g,制首乌15 g,炙黄精15 g,鸡血藤30 g,石苇30 g,阿胶15 g,大枣5枚,山萸肉15 g,三七粉4 g
晚期	化疗	脾气亏虚、气血两虚	健脾益气、补血生精	以四君子汤为主方的肿瘤科经验方补血升白方随诊加减:生黄芪30 g,党参15 g,白术12 g,陈皮12 g,淮山药15 g,当归12 g,枸杞子15 g,女贞子15 g,制首乌15 g,炙黄精15 g,鸡血藤30 g,石苇30 g,阿胶15 g,大枣5枚,山萸肉15 g,三七粉4 g
	靶向治疗(吉非替尼、盐酸厄洛替尼、盐酸埃克替尼)	风湿、热毒内蕴	疏风除湿、清热养血	靶向药物最大的不良反应是皮疹,因此在常规辨证治疗的基础上需要增加的中药以疏风除湿、清热养血。具体用药为:荆芥6 g,防风6 g,蝉蜕6 g,苍术9 g,苦参9 g,生地9 g,当归9 g,知母9 g
	单纯中医药	肺脾气虚	健脾补肺、益气化痰	六君子汤加减:生黄芪30 g,党参15 g,白术10 g,茯苓10 g,清半夏9 g,陈皮9 g,桔梗6 g,生薏苡仁30 g,川贝3 g,杏仁9 g
		肺阴虚证	滋阴润肺、止咳化痰	麦味地黄汤加减:麦冬15 g,生地黄9 g,牡丹皮9 g,山萸肉9 g,五味子9 g,知母9 g,浙贝母15 g,全瓜蒌30 g,夏枯草30 g

（续表）

阶段	治疗方式	中医辨证	中医治则	参 考 用 药
晚期	单纯中医药	痰热阻肺	清热化痰、祛湿散结	二陈汤加减：陈皮 9 g，半夏 9 g，茯苓 15 g，白术 15 g，党参 30 g，生薏苡仁 30 g，杏仁 9 g，瓜蒌 30 g，黄芩 9 g，苇茎 9 g，金荞麦 15 g，鱼腥草 15 g，半枝莲 15 g，白花蛇舌草 15 g
		气阴两虚	益气养阴	沙参麦门冬汤加减：生黄芪 30 g，沙参 9 g，麦门冬 9 g，百合 9 g，元参 9 g，浙贝母 15 g，杏仁 9 g，半枝莲 15 g，白花蛇舌草 15 g

2. **中医外治**：中医外治具有优势。在中医内服的基础上，可选用一定的中医外治方法配合治疗，尤其对于肺癌靶向药物（吉非替尼、盐酸厄洛替尼、盐酸埃克替尼）相关性皮疹、化疗时消化道不良反应等有明显改善作用。

表 5 - 4　肺癌的中医外治

适应证	推荐用药及用法
肺癌靶向药物（吉非替尼、盐酸厄洛替尼、盐酸埃克替尼）相关性皮疹	三黄止痒搽剂（上海市中医医院院内制剂） 方药：苦参、大黄、黄芩 用法：用前摇匀，局部涂抹，一日数次
化疗导致消化道不良反应	方药：制半夏 9 g，吴茱萸 3 g，丁香 10 g，细辛 3 g，旋覆花 10 g，茯苓 5 g，白豆蔻 3 g，泽泻 12 g 穴位敷贴用法：研磨成粉末，加入适量蜂蜜、姜汁制成小丸，外敷于足三里、阴陵泉、丰隆、太溪、三阴交

3. **针灸治疗**：常用穴位为大椎、膈俞、足三里、关元、尺泽。根据病情选取穴位，毫针刺入，得气后通电针，留针 30 分钟，每天一次。针灸疗法可用于肺癌肺气亏虚者。注意喘咳明显者避免行针。

表5-5　肺癌的针灸治疗

适应证	推荐取穴和针刺方法
肺癌免疫功能低下	取穴：足三里、关元、尺泽 方法：毫针刺入，捻转运针，待感得气后通电针，以中等强度进行穴位刺激，留针30分钟后，起针，每天一次
减轻化疗不良反应	取穴：粒细胞缺乏选大椎、膈俞、足三里。胃肠道不良反应选中脘、足三里 方法：毫针刺入，捻转运针，待感得气后通电针，以中等强度进行穴位刺激，留针30分钟后，起针，每天一次

（六）预后转归

肺癌初期多以痰气瘀毒等标实为主，可投理气化瘀、解毒散结之品，结合西医化疗、靶向治疗，患者可带病延年。若肺积日久，痰瘀毒邪互结，积块难消，正气日耗，中后期多以本虚为主兼夹标实为其主要特征。若肺癌失治或病情进一步发展，癌毒可淫脑、蚀骨、流窜于其他脏腑，直至不治。

第六章

乳 腺 癌

一、实训目的

（一）掌握乳腺癌的定义，乳腺癌的辨证要点、治疗要点和基本辨证分析及治疗；

（二）熟悉乳腺癌的病因病机、病理因素，类证鉴别；

（三）了解乳腺癌的演变与预后。

◆ 实训案例

患者沈某，女，59岁，乳腺癌术后，免疫组化 ER（＋）PR（－）HER－2（＋＋＋），就诊时枸橼酸托瑞米芬内分泌治疗一年。患者情绪焦虑，右侧偏头痛，畏热，潮热盗汗严重，胃纳一般，夜寐欠安，难入睡易醒，脚软伴酸。舌红苔薄，脉细。

针对这名患者，我们怎样进行中医诊断和治疗？怎样开处方？请尝试给该患者制定治疗方案，给予处方用药。如果无从下手，请阅读"实训参考"帮助你进行处方用药。参考用药及按语可见后附。

二、实训参考

（一）概述

乳腺癌是指发生在乳腺上皮组织的恶性肿瘤，临床上以乳腺肿块为主要表现。乳腺癌主要包括乳腺浸润性癌和乳腺原位癌，一般不包括乳腺的间叶来源恶性肿瘤、恶性淋巴瘤与转移性肿瘤。乳腺癌的扩散以淋巴转移、血行转移和局部直接浸润为主。

根据临床表现和古代医籍的描述,乳腺癌属于"乳岩"的范畴。其特点是乳房部出现无痛、无热,皮色不变,而质地坚硬的肿块,或推之不移,或表面不光滑,凹凸不平,或乳头溢血,晚期溃烂,凹似岩穴,凸如泛莲,故称"乳岩"。乳腺癌的发生系肝气郁结、痰毒蕴结、脾肾阴虚造成脏腑及乳腺的生理功能紊乱,气滞、痰、瘀、邪毒互结,邪留不去,进而化火伤阴,或耗气伤阳。

(二)诊断依据

1. **临床表现**:初起时可为无痛性肿块,质地较硬,边界不清,表面不光滑,活动度差,继而出现酒窝征,橘皮样改变,皮肤卫星结节,皮肤溃烂、炎症样改变,乳头回缩、溢液和湿疹样变,局部淋巴结肿大并浸润胸肌乃至胸壁,晚期可出现肺、骨、肝、脑等部位的转移。

2. **实验室检查**

(1)肿瘤标志物检查:目前,肿瘤标志物对于乳腺癌的诊断无特异性。血清中相关的标记物如 CEA、CA153、CA242 等虽然不能作为乳腺癌诊断和疗效评估的标准,但对于判断患者的病情、预后、疗效及术后复发有一定意义。术前 CEA、CA153、CA242 升高者多预后不良。

(2)BRCA 基因检测:遗传性乳腺癌占全部乳腺癌的 5%～10%。BRCA 基因突变发生于 70% 的遗传性乳腺癌中。

3. **影像学检查**:钼靶摄片主要用于观察肿块的形态特征及导管的改变等,从而进行诊断和鉴别诊断;B 超能明确区分密度不同的乳腺和病变组织;MRI 对于乳腺癌的确诊和临床分期具有重要价值。钼靶、B 超和 MRI 在初次诊断乳腺癌中需要互相参考,在高度怀疑肿瘤后行活检穿刺明确诊断。

4. **病理检查**:包括乳头分泌物细胞学检查、肿块穿刺检查、切除活检。雌激素受体(ER)孕激素受体(PR)检查和 CerbB－2(HER2/neu)检测是乳腺癌病理检查必须包括的项目,检查结果决定术后治疗方案的选择和判断患者的预后。

(三)乳腺癌的鉴别诊断和类证鉴别

1. **鉴别诊断**:本病应和乳腺增生症、乳腺炎性疾病和乳房良性肿瘤(乳腺导管内乳头状瘤、乳腺纤维瘤、乳腺腺瘤)相鉴别。

2. **类证鉴别**:本病可以同乳癖、乳核和乳痨进行类证鉴别。

表6-1　乳腺癌的类证鉴别

证候	说　明
乳癖	与月经周期相关,多由肝郁痰凝,冲任失调引起。类似于西医的乳腺囊性增生症
乳核	多发于生育年龄而体质虚弱者,由肝郁脾虚,痰浊凝结所致,是妇女乳房的一类慢性炎症
乳痨	乳房结块如梅李,压痛,伴潮热盗汗,形瘦食少。其相当于西医的乳房结核

（四）乳腺癌的常见中医证型

乳腺癌临床常见肝气郁结、痰毒蕴结、脾肾阴虚等证型,可根据下表描述症状结合临床辨证。

表6-2　乳腺癌的常见中医证型

证型	证　候
肝气郁结	乳房肿块、作胀隐痛,胸闷不舒,口苦咽干,抑郁易怒,两肋胀痛,苔薄白,舌质红,脉弦或脉滑
痰毒蕴结	乳房肿块、坚硬疼痛,或翻花溃烂,气味恶臭,滋水黄浊,或伴出血,可有发热,脉象弦数,舌苔黄腻,舌质暗红
脾肾阴虚	乳房局部肿块,质硬固定,纳呆口干,消瘦乏力,腰酸腿软,低热盗汗,面色少华,舌苔薄白,质淡,脉濡软或细弱

（五）乳腺癌的中医治疗

1. 中医辨证论治：中医药治疗可以贯穿西医治疗的所有阶段。在西医无法进一步治疗的情况下,可以单独运用中医药治疗。中医治疗根据乳腺癌的不同治疗阶段和不同辨证分型分别予疏肝理气、清热散结、健脾补肾原则指导用药。

表6-3　乳腺癌的中医辨证论治

阶段	治疗方式	中医辨证	中医治则	参 考 用 药
早中期	手术后	气血两虚、冲任失调	扶正祛邪、调摄冲任	乳腺癌术后用于术后患者,并以三阴性乳腺癌为宜。但此方略显燥热,阴虚或有实热的患者则需谨慎使用。具体用药为：党参20 g,白术9 g,白茯苓12 g,南沙参15 g,枸杞子

阶段	治疗方式	中医辨证	中医治则	参 考 用 药
早中期				15 g、山茱萸 9 g、肉苁蓉 12 g、淫羊藿 15 g、巴戟天 12 g、露蜂房 12 g、莪术 30 g、石见穿 30 g
	配合内分泌治疗	血热内盛、肝气郁结	清热凉血、疏肝解郁	配合他莫昔芬和托瑞米芬使用凉血疏肝方：紫草 15 g、柴胡 10 g、白芍 9 g、党参 9 g、白术 9 g、川芎 9 g。此方经过临床研究证实能有效地减少子宫内膜异常增生的内分泌药物不良反应
		血毒内盛、肝肾不足	清热凉血、疏肝补肾	配合来曲唑、阿那曲唑和依西美坦使用疏肝补肾方：柴胡 9 g、白芍 9 g、党参 9 g、白术 9 g、川芎 9 g、菟丝子 10 g、补骨脂 10 g、煅牡蛎 15 g。此方能有效地改善芳香化酶抑制剂引起的骨质疏松或并发骨痛等不良反应
晚期	靶向治疗（曲妥珠单抗）	心血亏虚	养心护心	曲妥珠单抗最大的不良反应是心脏毒性，因此在临床处方用药时需要增加养心护心的中药以预防心脏不良反应。具体用药为：人参 12 g、炒白术 9 g、白茯苓 9 g、炙甘草 9 g、陈皮 9 g、炒麦芽 9 g、炒谷芽 9 g、六神曲 9 g、当归 9 g、生黄芪 9 g、丹参 30 g、柏子仁 15 g、酸枣仁 15 g
	单纯中医药	肝气郁结	理气散结、疏肝解郁	柴胡疏肝散加减：柴胡 6 g、白芍 12 g、川芎 6 g、香附 9 g、陈皮 6 g、青皮 6 g、枳壳 9 g、生甘草 3 g、白花蛇舌草 12 g、象贝母 9 g、全瓜蒌 15 g、八月札 12 g
		痰毒蕴结	化痰散结、清热解毒	五味消毒饮加减：紫花地丁 30 g、蒲公英 15 g、野菊花 15 g、金银花 12 g、芙蓉叶 30 g、漏芦 9 g、土茯苓 30 g、七叶一枝花 9 g、山慈菇 9 g、猫抓草 30 g、浙贝母 9 g、穿山甲 9 g、露蜂房 5 g
		脾肾阴虚	健脾益肾、滋阴清热	河车大造丸加减：紫河车 12 g、熟地 12 g、太子参 12 g、天冬 12 g、麦冬 12 g、补骨脂 12 g、鹿角片 12 g、煅牡蛎 30 g、茯苓 12 g、枸杞子 12 g、杜仲 12 g、龟板 9 g、怀牛膝 12 g

2. 中医外治：中医外治具有优势。在中医内服的基础上，可选用一定的中医外治方法配合治疗。

表6-4　乳腺癌的中医外治

适应证	推荐用药及用法
乳腺癌晚期，出现乳房皮肤破溃，癌肿溃烂，伤口疼痛	方药七香散 七叶一枝花20 g，金银花15 g，三七10 g，血竭花30 g，乳香15 g，没药15 g，冰片1.5 g，牛黄1 g 功效：清热解毒，活血止痛 用法：将上药混合后研粉与麻油混合后调膏，敷于患处，一日1～2次

3. 针灸治疗：取穴原则以取阳明经穴为主，根据病情选取穴位，提插补泻，也可配合电针加强刺激增强疗效。针灸疗法可用于乳腺癌患者健侧乳房或乳腺癌保乳术后的患侧乳房胀痛。

表6-5　乳腺癌的针灸治疗

适应证	推荐取穴和针刺方法
健侧乳房或乳腺癌保乳术后的患侧乳房胀痛	取穴：乳根、膻中、少泽 方法：虚者针用补法；实者针用平补平泻法

（六）预后转归

中医由于从整体观念出发，实施辨证论治，既考虑了局部的治疗，又采取扶正培本的方法，对于改善患者的局部症状和全身状况都具有重要的作用。乳腺癌若早期诊断，正气较强者，早期配合手术中西医综合治疗，一般预后良好。若晚期阶段，癌肿破溃，气血亏虚，则预后不良。

第七章

食　管　癌

一、实训目的

（一）掌握食管癌的定义，食管癌的辨证要点、治疗要点和基本辨证分析及治疗；

（二）熟悉食管癌的病因病机、病理因素，类证鉴别；

（三）了解食管癌的演变与预后。

实训案例

案例一　患者陈某，女，60岁。2008年8月15日就诊。主诉：口干咽燥2月余。半年前发现"食道癌"在外院行放疗后二月，现乏力肢软，头晕、口干咽燥，胃纳欠馨，大便量少，小便调畅。就诊时见患者形体瘦小，肌肤萎黄干燥，唇甲色淡，舌质淡红而黯，舌体干燥有裂纹，苔光，脉细数。

案例二　患者梁某，男性，51岁。2007年2月15日就诊。主诉：吞咽困难1月余。患者于2006年3月开始进行性吞咽困难，进食梗阻，仅能吃稀粥，呕吐痰涎，胸痛，日渐消瘦。2006年9月1日在外院食道钡餐摄片检查："食道中下段后壁边缘不规则，充盈缺损，黏膜破坏，病变长达8.2厘米"，诊断为食管癌（髓质型）。且胸部CT提示肺部转移，诊断为晚期食道癌转移，认为不宜手术及放射治疗。2007年3月6日来我院肿瘤门诊时仅能进食牛奶、粥汤等流汁饮食，进食吞咽困难，呕吐痰涎，胸痛，脉小弦滑，苔薄白。

针对这两名患者,我们怎样进行中医诊断和治疗?怎样开处方?请尝试给患者制定治疗方案,给予处方用药。如果无从下手,请阅读"实训参考"帮助你进行处方用药。参考用药及按语见后附。

二、实训参考

(一)概述

食管癌是指发生在食管黏膜上皮的恶性肿瘤。根据食管癌的组织学特点可分为鳞状细胞癌、腺癌、腺棘癌、小细胞未分化癌以及癌肉瘤等5型。食管癌易发生食管外侵犯或区域淋巴结转移,还可通过淋巴转移及血源性转移等途径发生周围淋巴结及远处肿瘤转移。

由于食管癌临床表现多有吞咽困难、进食时胸骨后或心窝部不适,甚或食入即吐等症状,因此在中医学中,食管癌属于"噎""膈""反胃"的范畴。噎膈的病因病机,因饮食不当、情志失调、过度劳累或年老体虚,使脏腑失调、气血津液运行不利而形成。初起以邪实为主,气结、痰阻、血瘀兼杂,久而阴液亏损、阳气衰微,而成噎膈重证。

(二)诊断依据

1. **临床表现**:初起咽部或食管内有异物感,吞咽时噎塞不顺,进食痛甚,可伴有胸内疼痛。进一步发展则出现固体食物难以咽下,汤水可入,最终汤水不入,食入即吐,吞咽时胸膈疼痛。病变晚期因长期摄食不足可伴有明显的营养不良、消瘦、恶病质,并可出现癌转移、压迫等并发症。

2. **实验室检查**:食管癌的肿瘤标记物特异性不理想,CEA 和 CA199 对食管癌诊断符合率不超过50%。

3. **影像学检查**:X线钡餐检查是诊断食管癌和贲门癌的重要手段。典型的食管癌X线特征表现为黏膜破坏,不规则充盈缺损,大小不等的龛影形成,管腔狭窄,管壁僵硬,病灶上方管腔扩张。CT及磁共振(MRI)检查对早期病变的检查价值不如X线钡餐,但对于观察黏膜下肿瘤浸润和肿瘤外侵范围,以及和邻近结构的关系、淋巴结侵犯情况等则优于X线。

4. **内镜检查**:食管拉网脱落细胞学检查简便易行,损伤小,其准确率在90%以上,为食管癌大规模普查的重要方法。纤维食管镜和胃镜检查可以在直视下观察肿瘤部位、形态、范围,在肿瘤不同部位作定点活检,同X线检查结合可提高食管癌诊断的准确性。

5. 病理检查：内镜下取活检标本，进行病理学检查，判断病变性质，指导后续治疗。早期食管癌分为隐伏型（充血型）、糜烂型、斑块型和乳头型，其中隐伏型最早，为原位癌，乳头型相对较晚。晚期食管癌分为髓质型、蕈伞型、溃疡型和缩窄型，以髓质型最多见，约占 60％。组织学分类为鳞状细胞癌、腺癌、小细胞未分化癌和癌肉瘤，其中鳞状细胞癌占绝大多数。切除活检即先做肿物整块切除，冰冻切片病理确诊后行食管癌手术。

（三）食管癌的鉴别诊断和类证鉴别

1. 鉴别诊断：本病应与食管-贲门失弛缓症、食管平滑肌瘤、食管周围器官病变（纵隔肿瘤、主动脉瘤、心脏肥大等）相鉴别。

2. 类证鉴别：本病可以同反胃、梅核气进行类证鉴别。

表 7-1　食管癌的类证鉴别

证候	说　明
反胃	反胃多因胃中虚寒，饮食能顺利下咽入胃，食停胃中，经久复出，朝食暮吐，暮食朝吐
梅核气	梅核气为瘿病，虽自觉咽中梗塞感，咽中似有物阻，吞之不下，咯之不出，但进食顺利而无梗塞感，多见女性

（四）食管癌的常见中医证型

食管癌临床常见痰气互结、气滞血瘀、阴津亏损、气虚阳微等证型。可根据下表描述症状结合临床辨证。

表 7-2　食管癌的常见中医证型

证型	证　候
痰气互结	吞咽不顺，食入不畅，时有嗳气不舒，胸膈痞闷，伴有隐痛，舌淡质红，舌苔薄白，脉细弦
气滞血瘀	吞咽困难，胸背疼痛，甚则饮水难下，食后即吐，吐物如豆汁，大便燥结，小便黄赤，形体消瘦，肌肤甲错，舌质暗红，少津或有瘀斑瘀点，舌苔黄腻，脉细涩
阴津亏损	进食哽噎不顺，咽喉干痛，潮热盗汗，五心烦热，大便秘结，舌干红少苔，或舌有裂纹，脉细而数
气虚阳微	饮食不下，泛吐清水或泡沫，形体消瘦，小便清长，乏力气短，面色苍白，形寒肢冷，面足浮肿，舌质淡，脉虚细无力

（五）食管癌的中医治疗

1. 中医辨证论治：食管癌的治疗主要在于辨别虚实，早期食管癌以邪实为主，偏气结、痰阻、血瘀；中期痰瘀交阻，气虚阴伤，表现为虚实夹杂；后期阴津亏损，气虚阳微，以虚为主。在辨证论治基础上，在治疗中体现"通"的理念，保持患者消化道的通畅，酌情选用抗肿瘤中药，并根据患者情况随症加减。

表7-3　食管癌的中医辨证论治

阶段	治疗方式	中医辨证	中医治则	参 考 用 药
早中期	手术后	气虚痰阻	理气开郁、润燥化痰	加味启膈散：黄芪9g，党参15g，丹参15g，北沙参15g，郁金9g，西砂仁6g，白茯苓15g，浙贝母15g，玄参9g，生地15g，麦冬9g，荷叶6g，浮小麦15g，焦山楂9g，焦六曲9g，炒麦芽15g，炒谷芽15g，鸡内金9g
	术后胃食管反流	肺胃气虚	清养肺胃、降逆下气	麦门冬汤加减：麦冬9g，制半夏9g，太子参15g，炙甘草9g，旋覆花9g，代赭石15g，玉竹12g，海藻15g，夏枯草9g
	术后慢性腹泻	胃气下陷	升阳举陷	升阳益胃汤加减：生黄芪30g，半夏15g，党参9g，柴胡6g，炙甘草15g，升麻12g，白芍9g，防风9g，白术15g，白茯苓15g，黄连3g，陈皮9g，甘草6g
晚期	化疗辅助治疗	脾气亏虚、气血两虚	健脾开胃、益气补血	以四君子汤为主方的肿瘤科经验方补血生白方随诊加减：党参12g，炒白术9g，白茯苓9g，炙甘草9g，陈皮9g，炒麦芽9g，炒谷芽9g，六神曲9g，当归9g，生黄芪9g，白芨9g
	放疗辅助治疗	气阴两虚	益气养阴	食管癌放疗易出现口干、口苦等黏膜损伤不良反应，采用中药益气养阴可缓解其不良反应。具体用药：黄芪6g，枸杞子9g，菊花3g，北沙参15g，南沙参15g，石斛9g，玄参6g，薄荷3g，煎汤煮水，代茶饮
	单纯中医药	痰气互结	开郁降气、化痰散结	半夏厚朴汤加减：半夏9g，厚朴9g，茯苓9g，紫苏9g，党参9g，生姜6g，大枣9g，柴胡9g，赤芍9g，白芍9g，枳实9g，白术9g，甘草6g，藤梨根15g，夏枯草9g，露蜂房9g，天龙3g

(续表)

阶段	治疗方式	中医辨证	中医治则	参 考 用 药
晚期	单纯中医药	气滞血瘀	活血化瘀、理气散结	血府逐瘀汤加减：桃仁 12 g，红花 9 g，当归 9 g，生地 9 g，牛膝 9 g，川芎 6 g，桔梗 6 g，赤芍 9 g，枳壳 9 g，甘草 6 g，柴胡 9 g，半夏 9 g，制南星 9 g，夏枯草 9 g，天龙 3 g
		阴津亏损	滋阴润燥、清热生津	一贯煎加减：北沙参 15 g，麦冬 9 g，当归 9 g，生地 15 g，枸杞子 15 g，川楝子 6 g，白术 9 g，茯苓 9 g，夏枯草 9 g，蛇六谷 15 g，石斛 9 g
		气虚阳微	温阳开结、补气养血	当归补血汤桂枝人参汤加减：当归 9 g，黄芪 30 g，白术 9 g，白芍 9 g，干姜 6 g，桂枝 9 g，甘草 6 g，人参 6 g，半夏 9 g，肉苁蓉 9 g，天龙 3 g，蛇六谷 9 g

2. **中医外治**：中医外治具有优势。在中医内服的基础上，可选用一定的中医外治方法配合治疗，尤其对于食管癌术后胃肠功能紊乱有明显改善作用。

表 7-4　食管癌的中医外治

适应证	推荐用药及用法
食管癌术后胃肠功能紊乱	方药：制半夏 9 g，吴茱萸 3 g，丁香 3 g，细辛 3 g，旋覆花 9 g，茯苓 5 g，白豆蔻 3 g，泽泻 12 g 穴位敷贴用法：研磨成粉末，加入适量蜂蜜、姜汁制成小丸，外敷于足三里、阴陵泉、丰隆、太溪、三阴交

3. **针灸治疗**：常用穴位天鼎、天突、膻中、上脘、内关、足三里。根据病情选取穴位，提插补泻，也可配合电针加强刺激增强疗效。针灸疗法可用于食管癌患者术后胃瘫。

表 7-5　食管癌的针灸治疗

适应证	推荐取穴和针刺方法
术后进食不畅	取穴：天鼎、天突、膻中、上脘、内关、足三里、膈俞、合谷。病灶在颈段加配扶突、气舍、风门等；在中段者加气户、俞府、承满、肺俞、心俞等；在下段者加配期门、不容、梁门 方法：常规消毒后，用毫针针刺，得气之后通电针，刺激强度为中等，30 分钟一次，一天一次，14 天为一个疗程

（六）预后转归

食管癌病位在食管，属胃气所主，与肝脾肾密切相关。初以标实为主，重在治标，以理气开郁，化痰消瘀为法，以顾护津液为主，并采取中西医结合的治法，部分患者病情可缓解；晚期食管癌以正虚为主，或虚实并重，治疗重在扶正，以滋阴养血润燥，或益气温阳为法，顾护胃气，晚期合并出现进食不畅或阻塞，呕吐白色或赤豆汁样痰涎，预后不良，继续发展至消瘦脱形，臌胀、虚劳、阴阳离决等，可危及生命。

第八章

胃　癌

一、实训目的

（一）掌握胃癌的定义，胃癌的辨证要点、治疗要点和基本辨证分析及治疗；

（二）熟悉胃癌的病因病机、病理因素，类证鉴别；

（三）了解胃癌的演变与预后。

✦ 实训案例

案例一

患者谢某，男，59 岁。2006 年 2 月 27 日就诊。主诉：乏力、纳差 1 周。胃癌术后半年余。术后病理提示：腺癌。患者术后外院行化疗 6 个周期，后肿瘤指标升高 CEA：40 mmol/L，再次予以 5－Fu＋DDP＋乐沙定，出现消化道反应，近 1 周乏力、纳差较剧，遂就诊于我院门诊。患者就诊时乏力，面色苍白，纳差，二便调，夜寐安，舌淡红，苔白，脉细。

案例二

患者方某，男，71 岁。2007 年 5 月 12 日就诊。主诉：进食不畅 3 月余。2007 年 2 月行贲门癌切除及胃食管吻合术，病理诊断：腺癌，淋巴结见癌转移。术后化疗 2 个疗程。患者进食有梗塞不下感觉，吞咽不畅，进食面条、米饭有噎塞感，口干不明显，舌苔黄薄腻，舌质偏红，脉小弦滑。

针对这两位患者，我们怎样进行中医诊断和治疗？怎样开处方？请尝试给患者制定治疗方案，给予处方用药。如果无从下手，请阅读"实训参考"帮助你进行处方用药。参考用药及按语可见后附。

二、实训参考

（一）概述

胃癌是指发生在贲门、胃体、幽门部来源于胃黏膜上皮的恶性肿瘤。根据胃癌的大体形态，分为表浅型、肿块型、溃疡型、浸润型癌；组织学类型分为管状腺癌、黏液腺癌、低分化腺癌、印戒细胞癌、硬癌和未分化癌。胃癌的扩散以直接蔓延浸润及淋巴道转移为主，晚期也可经血行转移。

根据临床表现和古代医籍的描述，胃癌属于"噎膈""反胃""胃脘痛""积聚""伏梁"的范畴。胃癌的发生系长期忧思过度、情志不遂或饮食不节，损伤脾胃，中焦失和，气机不利，运化失司，使痰湿内生，气结痰凝日久，则经络失畅而瘀血内结；气、痰、瘀蕴久成毒，邪留不去，进而化火伤阴，或耗气伤阳。

（二）诊断依据

1. 临床表现：早期可见上腹部胀满不适或隐痛，食欲减退，疲倦乏力，进行性消瘦，恶性呕吐，嗳气泛酸，胃部灼热等症状；晚期低热，面色萎黄，便血，形体消瘦，锁骨上淋巴结肿大，上腹部触及肿块，有腹水等恶病质症状。

2. 实验室检查

（1）大便隐血试验：可在临床症状出现前 6～9 个月检出，有利于早期诊断。

（2）肿瘤标志物检查：血清中相关的标记物如 CEA、CA199、CA724 等虽然不能作为胃癌诊断和疗效评估的标准，但对于判断患者的病情、预后、疗效及术后复发有一定意义。

3. 影像学检查：胃 X 线检查可提示有钡影充盈缺损，癌性龛影和狭窄或梗阻。但很难发现胃黏膜细微病变，采用双重对比造影技术可以提高检查阳性率；CT 及 MRI 检查可以显示淋巴结及腹腔脏器受侵及转移的情况，有助于判断术前分期。

4. 内镜检查：电子胃镜检查是最重要的检查及诊断手段，对可疑部位进行多点活检；超声内镜检查可以显示癌组织侵犯胃壁的深度和范围，可用于判断术前胃癌分期，鉴别胃癌同胃外肿瘤压迫。

5. 病理检查：内镜活检取得活检标本，进行病理学检查，判断病变性质，指导后续治疗；手术活检先做肿物整块切除，冰冻切片病理确诊后行胃癌手术；转移灶活检，诊断性腹腔镜检查和腹腔灌注液也可协助诊断。

（三）胃癌的鉴别诊断和类证鉴别

1. 鉴别诊断：本病应和浅表性胃炎、功能性消化不良、胃溃疡、胃息肉、胃平滑肌瘤及肉瘤、原发性淋巴瘤、肥厚性胃窦炎相互鉴别。

2. 类证鉴别：本病可以同胃痞、胃瘅、胃疡进行类证鉴别。

表8-1　胃癌的类证鉴别

证候	说　　明
胃痞	常见胀闷不舒，胸腹胀满。痞是无形之邪，由气产生。类似于西医的慢性浅表性胃炎
胃瘅	多起病骤急，病势发展迅速，多由于感受邪毒或饮食不当引起。无慢性迁延性特点
胃疡	胃疡常具有节律性和周期性胃痛，类似于西医胃溃疡

（四）胃癌的常见中医证型

胃癌临床常见肝胃不和、瘀毒内阻、痰湿中阻、脾胃虚寒、胃热伤阴、气血两虚等证型。可根据下表描述症状结合临床辨证。

表8-2　胃癌的常见中医证型

证型	证　　候
肝胃不和	胃脘胀满，疼痛时作，牵及两胁，呃逆频频，嗳气陈腐，甚则呕吐，心烦胸闷，情绪抑郁，纳谷不馨，脉弦细，舌苔薄白
瘀毒内阻	胃脘刺痛拒按，痛有定处，触及肿物，质硬，脘胀不欲食或呕血便血，肌肤甲错，面色晦暗，脉细弦或涩，舌质紫黯或有瘀点，苔黄腻
痰湿中阻	脘腹胀痛，泛吐痰涎，口淡无味，面色苍黄，喜卧懒言，腹胀大便溏薄，脉弦滑或濡滑，舌苔白腻，舌淡红
脾胃虚寒	胃脘隐痛，喜按喜温，畏寒肢冷，神疲乏力，便溏，下肢浮肿，脉沉细或濡细，舌质淡胖，苔白滑润
胃热伤阴	胃脘灼热，嘈杂疼痛，食欲减退，口干咽燥，大便干燥，形体消瘦，脉细数，舌红少苔或苔剥少津
气血两虚	腹痛绵绵，面色无华，身体乏力，心悸气短，头晕目眩，虚烦不寐，自汗盗汗，纳少乏味，或有面浮肢肿，脉细弱，舌淡苔少

（五）胃癌的中医治疗

1. 中医辨证论治：根据胃癌不同治疗阶段的实际情况，中医治疗以健脾和胃法为主要治则,保持脾健胃通,配合化湿、化瘀、补益气血等法。治疗依照病机,病证结合。谨守驱邪不忘补虚,补虚不忘调气的原则。

表8-3 胃癌的中医辨证论治

阶段	治疗方式	中医辨证	中医治则	参考用药
早中期	手术后	气血两虚	补气养血、健脾补肾	十全大补汤加减:生黄芪30 g,党参12 g,白术9 g,茯苓15 g,当归9 g,熟地15 g,白芍12 g,枸杞子12 g,黄精15 g,淫羊藿12 g,仙鹤草30 g,人参6 g,甘草3 g,陈皮9 g
	术后辅助化疗	脾气亏虚、气血两虚	健脾开胃、益气补血	以四君子汤为主方的肿瘤科经验方补血生白方随诊加减:党参12 g,炒白术9 g,白茯苓9 g,炙甘草9 g,陈皮9 g,炒麦芽9 g,炒谷芽9 g,六神曲9 g,当归9 g,生黄芪9 g,白芨9 g
		胃气上逆	和胃降逆	温胆汤加减:半夏9 g,竹茹9 g,枳实9 g,陈皮6 g,甘草6 g,茯苓9 g,白茅根9 g,芦根9 g,葛根9 g,旋覆花9 g,代赭石9 g
晚期	化疗	脾气亏虚、气血两虚	健脾开胃、益气补血	以四君子汤为主方的肿瘤科经验方补血生白方随诊加减:党参12 g,炒白术9 g,白茯苓9 g,炙甘草9 g,陈皮9 g,炒麦芽9 g,炒谷芽9 g,六神曲9 g,当归9 g,生黄芪9 g,白芨9 g
	靶向治疗(曲妥珠单抗)	心血亏虚	养心护心	人参12 g,炒白术9 g,白茯苓9 g,炙甘草9 g,陈皮9 g,炒麦芽9 g,炒谷芽9 g,六神曲9 g,当归9 g,生黄芪9 g,丹参30 g,柏子仁15 g,酸枣仁15 g
	单纯中医药	肝胃不和	疏肝和胃、降逆止痛	柴胡疏肝散加减:柴胡9 g,陈皮9 g,枳壳9 g,川芎9 g,香附9 g,白芍9 g,郁金9 g,藤梨根30 g,鸡内金9 g,白扁豆30 g,茯苓9 g,白术9 g
		瘀毒内阻	活血化瘀、清热解毒	膈下逐瘀汤加减:五灵脂9 g,当归9 g,川芎9 g,桃仁9 g,丹皮6 g,赤芍9 g,郁金9 g,香附9 g,生蒲黄9 g,仙鹤草30 g,延胡索30 g,藤梨根30 g,白花蛇舌草30 g,石见穿15 g

(续表)

阶段	治疗方式	中医辨证	中医治则	参 考 用 药
晚期	单纯中医药	痰湿中阻	健脾理气、化痰和胃	平胃散和苓桂术甘汤加减：苍术9g，厚朴9g，陈皮9g，茯苓9g，桂枝9g，白术9g，甘草6g，浙贝母9g，砂仁3g，淮山药15g，焦山楂9g，神曲9g，鸡内金9g，山慈菇9g，露蜂房15g
		脾胃虚寒	温中散寒、健脾和胃	理中汤合吴茱萸汤加减：党参9g，干姜3g，白术9g，茯苓15g，吴茱萸6g，高良姜6g，陈皮9g，姜半夏12g，荜茇9g，熟附块6g，甘草6g，白芍12g，薜荔果15g
		胃热伤阴	养阴清热、解毒消积	益胃汤加减：北沙参15g，麦冬12g，生地15g，金铃子9g，黄连3g，瓜蒌仁5g，延胡索9g，野葡萄藤30g，藤梨根30g，半枝莲30g
		气血两虚	补气养血、健脾补肾	十全大补汤加减：生黄芪30g，党参12g，白术9g，茯苓15g，当归9g，熟地15g，白芍12g，枸杞子12g，黄精15g，淫羊藿12g，仙鹤草30g，人参6g，甘草3g，陈皮9g

2. **中医外治**：中医外治具有优势。在中医内服的基础上，可选用一定的中医外治方法配合治疗，尤其对于胃癌术后胃肠功能紊乱、化疗后手足综合征、腹水等有明显改善作用。

表8-4　胃癌的中医外治

适应证	推荐用药及用法
胃癌化疗后出现手足综合征	方药：黄芩9g，黄连3g，黄柏9g，蛇床子9g，苦参9g，五倍子9g，地肤子9g，白鲜皮15g，土茯苓15g，蝉蜕6g，苍耳子6g，野菊花9g 泡手脚药浴用法：水煎后，加入温水使水没过手脚，保持水温至40℃，温泡20分钟
胃癌术后胃肠功能紊乱	方药：制半夏9g，吴茱萸3g，丁香10g，细辛3g，旋覆花10g，茯苓5g，白豆蔻3g，泽泻12g 穴位敷贴用法：研磨成粉末，加入适量蜂蜜、姜汁制成小丸，外敷于足三里、阴陵泉、丰隆、太溪、三阴交

（续表）

适应证	推荐用药及用法
胃癌腹水	方药：黄芪 12 g，莪术 12 g，薄荷 2 g，猪苓 6 g，防己 6 g，桃仁 9 g，薏苡仁 12 g，桂枝 6 g，牵牛子 9 g，大黄 12 g 穴位敷贴用法：研磨成粉末，加入醋（皮肤条件差的患者加入水），以脐部为中心，外敷于腹部，4 小时/天，注意观察皮肤有无红肿、溃破

3. 针灸治疗：常用穴位脾俞、胃俞、公孙、丰隆、照海、足三里、内关、列缺、上脘、中脘、下脘、三阴交、阴陵泉、血海、气海、关元、章门。根据病情选取穴位，提插补泻，也可配合电针加强刺激增强疗效。针灸疗法可用于胃癌患者术后胃瘫胃动力恢复和减轻化疗不良反应。

表 8-5　胃癌的针灸治疗

适应证	推荐取穴和针刺方法
术后胃瘫综合征	取穴：中脘、内庭、内关、梁门、足三里、三阴交 方法：毫针刺入，捻转运针，待感得气后通电针，以中等强度进行穴位刺激，留针 30 分钟后，起针，每天一次
减轻化疗不良反应	取穴：中脘、章门。肝胃不和：加足三里、行间；气血不足：加足三里、脾俞、膈俞、三阴交；脾肾阳虚：加脾俞、肾俞 方法：进针后捻转，留针 1 小时，隔日针灸 1 次

（六）预后转归

胃癌早期以邪实为主，如痰气交阻、瘀血内阻，可用理气化痰、活血化瘀之晶以消弭邪实，并采取中西医结合的治法，部分患者病情可缓解；但也有部分患者转为胃热阴伤、脾胃虚寒、气血两虚，出现正虚邪盛之势。晚期胃癌可合并肝肿大、黄疸、大量便血、呕血或转为鼓胀等，均为危重难治之证，预后不良。

第九章

肝　癌

一、实训目的

（一）掌握肝癌的定义，肝癌的辨证要点、治疗要点和基本辨证分析及治疗；

（二）熟悉肝癌的病因病机、病理因素，类证鉴别；

（三）了解肝癌的演变与预后。

❖ 实训案例

　　患者黄某，男，70岁，2018年11月3日初诊。患者一年来乏力腹部作胀胃纳不香，消瘦已3月，体重减轻20千克。2018年5月29日于新华医院做 PET‐CT 检查示肝右叶占位代谢升高，代谢增高，AFP＞1 000 U/ml，后患者行肝脏肿瘤切除术，术后患者病理为：原发性肝细胞癌。患者又行介入治疗2次。目前患者大便每日一次，或2日一次，乏力，上腹胀闷不适，消瘦乏力，倦怠短气，腹胀纳少，进食后胀甚，口干不喜饮，舌质胖，舌苔白，脉弦细。

　　针对这名患者，我们怎样进行中医诊断和治疗？怎样开处方？请尝试给该患者制定治疗方案，给予处方用药。如果无从下手，请阅读"实训参考"帮助你进行处方用药。参考用药及按语可见后附。

二、实训参考

（一）概述

　　肝癌是指原发于肝细胞或（及）肝内胆管上皮细胞的恶性肿瘤，又称原发性肝癌，是临床最常见的恶性肿瘤之一。根据病理和组织学来源，可以将肝癌分为 3 型,分别为肝细胞癌、胆管细胞癌和混合型肝癌。其中肝细胞癌占 90％以上,是最常见的一种类型。肝癌可通过血道、淋巴道和直接播散、局部扩散等方式转移到其他器官或组织。

中医学没有肝癌病名,在中医理论体系中,常将其归属于"积聚""黄疸""肝积""胁痛""鼓胀""肥气"等范畴。肝癌的发生无外乎内因和外因两个因素。长期饮食不节、情志失调导致脏腑功能失调,使正气不足,邪毒内生,引起气滞血瘀、痰湿积聚、脉络闭阻是其内因;外来邪毒入侵是其外在因素。本病发病之初多为肝郁脾虚、气血瘀滞,晚期则邪毒进一步耗伤阴精,损伤气血。正气虚衰是肝癌发生的基础,邪毒内生是肝癌发生的关键因素,肝癌的发生是正虚邪实、内外交争的结果。

(二)诊断依据

1. 临床表现:早期肝癌的症状常无特异性,中晚期肝癌则出现症状则较多,常见的临床表现有肝区疼痛、腹胀、纳差、乏力、消瘦,进行性肝脏肿大或上腹部包块等;部分患者有低热、黄疸、腹泻、上消化道出血;肝癌破裂后出现急腹症表现等,也有症状不明显或仅表现为转移灶的症状。早期肝癌常无明显阳性体征或仅类似肝硬化体征。中晚期肝癌通常出现肝脏肿大、黄疸、腹水等。

2. 实验室检查

(1)肝癌血清标志物检测:血清甲胎蛋白(AFP)测定对诊断本病有相对的特异性。临床上约 30％的肝癌患者 AFP 为阴性。如同时检测 AFP 异质体,可使阳性率明显提高。

(2)血液酶学及其他肿瘤标志物检查:肝癌患者血清中 γ-谷氨酰转肽酶及其同功酶、异常凝血酶原、碱性磷酸酶、乳酸脱氢酶同功酶可高于正常。但缺乏特异性。

3. 影像学检查:超声检查可显示肿瘤的大小、形态、所在部位以及肝静脉或门静脉内有无癌栓,其诊断符合率可达 90％。CT 检查具有较高的分辨率,对肝癌的诊断符合率可达 90％以上,可检出直径 1 cm 左右的微小癌灶。MRI 诊断价值与 CT 相仿,对良、恶性肝内占位病变,特别与血管瘤的鉴别优于 CT。选择性腹腔动脉或肝动脉造影检查:对血管丰富的癌肿,其分辨率低限约 1 cm,对＜2 cm 的小肝癌,其阳性率可达 90％。

4. 细胞学、病理学检查:肝穿刺行针吸细胞学检查:在 B 型超声导引下行细针穿刺,有助于提高阳性率。

（三）肝癌的鉴别诊断和类证鉴别

1. 鉴别诊断：本病应与继发性肝癌、肝硬化、活动性肝病、肝脓肿、肝海绵状血管瘤、肝包虫病等相鉴别。

2. 类证鉴别：本病应与肝积、肝热病、肝痈病等相鉴别。

表9-1 肝癌的类证鉴别

证候	说　明
肝积	肝积是因多种原因导致肝络瘀滞不通,肝体失却柔润,疏泄失职。以右胁痛,或胁下肿块,腹胀纳少及肝瘀证候为主要表现的积聚类疾病
肝热病	肝受邪热,以小便黄,胁腹满痛,身热、躁狂不安或嗜睡等为主要表现的疾病
肝痈病	肝痈是因邪热虫毒等瘀积于肝,致气血腐败,酿成痈脓。以急起发热,右胁痛,右胁下肿块等为主要表现的内脏痈病类疾病

（四）肝癌的常见中医证型

肝癌临床常见肝郁脾虚、肝胆湿热、肝热血瘀、脾虚湿困、肝肾阴虚等证型。可根据下表描述症状结合临床辨证。

表9-2 肝癌的常见中医证型

证型	证　候
肝郁脾虚	上腹肿块胀闷不适,消瘦乏力,倦怠短气,腹胀纳少,进食后胀甚,口不喜饮,大便溏数,小便黄短,甚则腹水、黄疸、下肢浮肿,舌质胖,舌苔白,脉弦细
肝胆湿热	头重身困,身目黄染,心烦易怒,发热口渴,口干而苦,胸脘痞闷,胁肋胀痛灼热,腹部胀满,胁下痞块,纳呆呕恶,小便短少黄赤,大便秘结或不爽,舌质红、舌苔黄腻,脉弦数或弦滑
肝热血瘀	上腹肿块石硬,胀顶疼痛拒按,或胸胁疼痛拒按,或胸胁炽痛不适,烦热,口干唇燥,大便干结,小便黄或短赤,甚则肌肤甲错,舌质红或暗红,舌苔白厚,脉弦数或弦滑有力
脾虚湿困	腹大胀满,神疲乏力,身重纳呆,肢重足肿,尿少。口黏不欲饮,时觉恶心,大便溏烂,舌淡,舌边有齿痕,苔厚腻,脉细弦或滑或濡
肝肾阴虚	臌胀肢肿,蛙腹青筋,四肢柴瘦,短气喘促,唇红口干,纳呆畏食,烦躁不眠,溺短便数,甚或循衣摸床,上下血溢,舌质红绛,舌光无苔,脉细数无力,或脉如雀啄

（五）肝癌的中医治疗

1. 中医辨证论治：根据肝癌不同治疗阶段的实际情况,中医治疗以益气健脾为治疗原则,热毒壅盛或湿浊内聚而应用清热解毒或化湿利湿等法时,不可忽视扶正一面,扶正重在肝脾,强调辨虚扶正,促进脏腑功能恢复,辅以调理气机为先的治疗方法。肝主疏泄,调人体一身之气机,脾乃中土,为气机升降之枢纽,故治肝癌当以调理气机为先。晚期肝癌慎用活血化瘀药。治疗依照病机,病证结合。谨守驱邪不忘补虚,补虚不忘调气的原则。

表9-3 肝癌的中医辨证论治

阶段	治疗方式	中医辨证	中医治则	参 考 用 药
早中期	肝癌术后	肝郁脾虚	健脾益气、疏肝软坚	逍遥散合四君子汤加减:党参18 g,白术12 g,茯苓12 g,桃仁6 g,柴胡9 g,当归6 g,白芍12 g,八月札9 g,川朴9 g,生甘草6 g
晚期	单纯中医药	肝胆湿热	清热利湿、凉血解毒	茵陈蒿汤加味:绵茵陈18 g,栀子12 g,大黄6 g,金钱草15 g,猪苓9 g,柴胡9 g,白芍12 g,郁金9 g,川楝子9 g,枳壳9 g,半枝莲15 g,七叶一枝花15 g
		肝热血瘀	清肝凉血、解毒祛瘀	龙胆泻肝汤合膈下瘀血汤加减:龙胆草6 g,半枝莲15 g,栀子9 g,泽泻9 g,车前子9 g,生地黄9 g,柴胡9 g,桃仁9 g,莪术9 g,大黄6 g,丹皮6 g,生甘草9 g
		脾虚湿困	健脾益气、利湿解毒	四君子汤合五皮饮加减:黄芪20 g,党参15 g,白术15 g,茯苓皮15 g,香附6 g,枳壳6 g,陈皮9 g,大腹皮15 g,冬瓜皮15 g,泽泻9 g,薏苡仁12 g,龙葵9 g,桃仁9 g,莪术9 g,半枝莲15 g,甘草6 g
		肝肾阴虚	清热养阴、软坚散结	一贯煎加味:生地30 g,沙参18 g,麦冬9 g,当归9 g,枸杞子18 g,桑椹9 g,川楝子9 g,赤芍9 g,鳖甲9 g(先煎),女贞子9 g,旱莲草9 g,丹皮6 g
	介入术后	脾虚气亏	健脾和胃	香砂六君汤加减:党参9 g,白术9 g,茯苓9 g,陈皮6 g,半夏6 g,甘草3 g,木香6 g,砂仁3 g

2. 中医外治：中医外治法是中药治疗特色之一，该法简便易行，无明显不良反应，在缓解肝区疼痛、腹胀不适、腹水等症状方面具有独特疗效。

表9-4　肝癌的中医外治

适应证	推荐用药及用法
肝癌疼痛	外敷方药：山慈菇，制马钱子，九香虫，乳香，没药，三七冰片等 用法：选取患者肝区疼痛部位为敷药点，每个部位取 20 g 膏药外敷，每天 1 次，7 天为 1 疗程
癌性腹水	方药：黄芪 12 g，莪术 12 g，薄荷 2 g，猪苓 6 g，防己 6 g，桃仁 9 g，薏苡仁 12 g，桂枝 6 g，牵牛子 9 g，大黄 12 g 用法：研磨成粉末，加入醋（皮肤条件差的患者加入水），以脐部为中心，外敷于腹部，4 小时/天，注意观察皮肤有无红肿、溃破

3. 针灸治疗：常用穴位肝俞、足三里、阳陵泉、三阴交、章门、期门等。根据病情选取穴位，提插补泻，也可配合电针加强刺激增强疗效。针灸疗法可用于肝癌伴有腹胀纳差。

表9-5　胃癌的针灸治疗

适应证	推荐取穴和针刺方法
腹胀纳差	取穴：肝俞、足三里为主穴，配以阳陵泉、期门、章门、三阴交等 用法：轻刺激，留针 15 分钟，每日 1 次

（六）预后转归

肝癌初起以脾虚、气滞、湿热之证为主，日久则肝失疏泄、脾失运化与统摄、肾失温煦与滋养，正虚邪盛，正不胜邪，而出现肝进行性肿大、疼痛剧烈，并可合并黄疸、血证、昏迷等危重证候，也可转为鼓胀等难治之症，均为危重难治之证，预后不良。

第十章

胆　囊　癌

一、实训目的

（一）掌握胆囊癌的定义，胆囊癌的辨证要点、治疗要点和基本辨证分析及治疗；

（二）熟悉胆囊癌的病因病机、病理因素，类证鉴别；

（三）了解胆囊癌的演变与预后。

◆ 实训案例

患者王某，男，78 岁。于 2018 年 11 月上旬初诊。患者 2017 年 4 月因无明显诱因出现全身皮肤黏膜黄染，伴有瘙痒。在当地诊断胆囊结石，行胆囊切除术，术中发现胆囊肿块，术后病理切片示：胆总管腺癌。术后患者行口服替吉奥化疗 8 次。近 1 月来时有发热，患者就诊时身黄、目黄、尿黄，腹胀，口苦食少，恶心欲吐，上腹部胀痛胀闷，大便 2 日一次，舌质红，舌苔黄腻，脉滑数。

针对这名患者，我们怎样进行中医诊断和治疗？怎样开处方？请尝试给该患者制定治疗方案，给予处方用药。如果无从下手，请阅读"实训参考"帮助你进行处方用药。参考用药及按语可见后附。

二、实训参考

（一）概述

胆囊癌是指原发于胆囊黏膜上皮组织的一种恶性肿瘤，可发生于胆囊（包括胆囊底部、体部、颈部以及胆囊管）的恶性肿瘤。胆囊癌按病理类型分为腺癌及鳞状细胞癌两型,其他尚有肉瘤、类癌、原发性恶性黑色素瘤、巨细胞腺癌等。由于胆囊的特殊解剖结构与位置,故癌灶常浸润或转移到肝脏、肝内外胆管、门静脉等部位。晚期多发生远处转移,可转移到骨和肺等组织和器官。

中医对胆囊癌无专门的系统论述,根据本病的临床主要症状及体征,古代中医典籍记载中的"癥瘕""胁痛""黄疸"及"腹痛"等疾病与本病类似。本病可由外感湿热、内伤忧怒、嗜肥酗酒等因素引起。忧怒太过,内伤肝胆,肝胆疏泄失职,胆气郁而不行,肝血瘀滞不散,日久结成癌。偏食肥腻之食,经常过量饮酒,肥则滞阳生热,酒能伤阴化热,热邪蕴遏成毒,热毒内攻于胆,胆毒结聚不散,从而生成癌。外感湿热,内客于胆,肝胆疏泄失职,胆气郁结不畅,胆液不得下泄,以致湿热不能排除,从而蕴结成毒,日久生成癌。患癌之后可因气虚而郁,胆汁排泄受阻,再次出现阴阳气血逆乱的复杂局面,但中焦脾胃功能失调是其关键,脾虚则木郁,土虚则生湿,气滞血瘀与湿相结而成癥积,阻滞胆道,胆汁外溢而成黄疸。久病体虚,脾胃虚弱,可导致气血两虚。

(二)诊断依据

1. 临床表现:胆囊癌的临床症状有中上腹及右上腹疼痛不适、消化不良、嗳气、胃纳减退、黄疸和体重减轻等。由于绝大多数患者均伴有胆囊结石,故临床发生的疼痛与结石性胆囊炎较为相似,在后期则变成持续性钝痛。黄疸往往是晚期症状,并伴有恶病质表现。当胆囊管阻塞或癌肿转移至肝脏或邻近器官时,有时可在上腹部扪及坚硬肿块。如癌肿侵犯十二指肠,可出现幽门梗阻症状。

2. 实验室检查:在肿瘤标本的 CEA 免疫组化研究报告中胆囊癌的 CEA 阳性率较高。CA199、CA125、CA153 等肿瘤指标仅能作为胆囊癌的辅助检查。

3. 影像学检查:B 超检查简便无损伤,可反复使用,是首选检查方法。内镜超声用高频率探头,仅隔着胃或十二指肠壁对胆囊进行扫描,可明显提高胆囊癌的检出率,能进一步判定胆囊壁各层结构受肿瘤浸润的程度。CT 对早期胆囊癌的诊断价值不如 B 超,但晚期,尤其对于胆囊癌的浸润及扩散范围的判断较 B 超检查的准确率高。

4. 内镜检查:ERCP 对于能够显示出胆囊的胆囊癌诊断率为 73%～

90%。但 ERCP 检查有半数以上无法显示胆囊。

5. 病理检查：可以直接取活检组织,或抽取胆汁查找癌细胞。细胞学检查的阳性率不高,但结合影像学检查仍可对半数以上胆囊癌患者作出诊断。

(三)胆囊癌的鉴别诊断和类证鉴别

1. 鉴别诊断：本病应与胆囊息肉样病变、胆囊结石、萎缩性胆囊炎、原发性肝癌侵犯胆囊等相鉴别。

2. 类证鉴别：本病应与胆胀、肝著、肝痈病等相鉴别。

表 10-1　胆囊癌的类证鉴别

证候	说　　明
胆胀	胆胀是指胆腑气郁,胆失通降所引起的以右胁胀痛为主要临床表现的一种疾病。胆胀为肝胆系病证中常见的疾病。临床表现与西医学所称的慢性胆囊炎、慢性胆管炎、胆石症等相似
肝著	肝著是因肝热病、肝瘟等之后,肝脏气血瘀滞,著而不行。以右胁痛,右胁下肿块,用手按捺捶击稍舒,肝功能异常等为主要表现的内脏疾病
肝痈病	肝痈是因邪热虫毒等瘀积于肝,致气血腐败,酿成痈脓。以急起发热,右胁痛,右胁下肿块等为主要表现的内脏痈病类疾病

(四)胆囊癌的常见中医证型

胆囊癌临床常见气滞血瘀、湿热蕴结、肝郁胆热、气血亏虚等证型。可根据下表描述症状结合临床辨证。

表 10-2　胆囊癌的常见中医证型

证型	证　　候
气滞血瘀	平素情志抑郁或易怒右胁胀痛、刺痛或绞痛,牵及肩背;肝区可触及肿块,拒按;口苦食少,大便秘结,舌质暗红有瘀点或舌下静脉迂曲,舌苔薄黄,脉弦
湿热蕴结	皮肤巩膜发黄,口干口苦食少,恶心欲吐,尿黄,大便秘结,右胁下胀痛或胃脘胀闷,舌质红,舌苔黄腻,脉滑数
肝郁胆热	上腹肿块石硬,胀顶疼痛拒按,或胸胁疼痛拒按,或胸胁炽痛不适,烦热,口干唇燥,大便干结,小便黄或短赤,甚则肌肤甲错,舌质红或暗红,舌苔白厚,脉弦数或弦滑有力
气血亏虚	腹大胀满,神疲乏力,身重纳呆,肢重足肿,尿少。口黏不欲饮,时觉恶心,大便溏烂,舌淡,舌边有齿痕,苔厚腻,脉细弦或滑或濡

(五) 胆囊癌的中医治疗

1. 中医辨证论治：根据胆囊癌不同治疗阶段的实际情况，中医治疗以多以疏肝利胆，理气活血，清热解毒，气血双补，健脾益肾为基本治法，扶正固本才能达到标本兼治的作用，且治疗当始终不忘调理后天脾胃，才能使药中肯綮。

表 10-3　胆囊癌的中医辨证论治

阶段	治疗方式	中医辨证	中医治则	参 考 用 药
早中期	单纯中医药	气滞血瘀	疏肝利胆、理气活血	血府逐瘀汤加减：当归 9 g，柴胡 9 g，黄芩 15 g，枳壳 9 g，生地 12 g，白芍 9 g，陈皮 9 g，三棱 9 g，莪术 9 g，白花蛇舌草 30 g，麦芽 12 g，大黄 6 g，玄胡索 9 g
		湿热蕴结	清热利湿、解毒利胆	茵陈蒿汤合五味消毒饮：茵陈 15 g，山栀 9 g，生大黄 12 g(后下)，金钱草 30 g，车前草 30 g，米仁 15 g，蒲公英 15 g，蛇舌草 30 g，黄芩 9 g，野菊花 9 g
		肝郁胆热	疏肝理气、清热利胆	柴胡汤加减：柴胡 9 g，木香 9 g，香附 9 g，郁金 9 g，黄芩 15 g，大黄 12 g(后下)，铁树叶 30 g，芙蓉叶 15 g，蛇舌草 30 g，金钱草 30 g
晚期	单纯中医药	气血亏虚	气血双补、健脾益肾	八珍汤加减：太子参 20 g，黄芪 30 g，白术 10 g，茯苓 12 g，陈皮 6 g，黄精 12 g，鸡血藤 30 g，白芍 15 g，淫羊藿 10 g，熟地 12 g，麦芽 15 g，白花蛇舌草 15 g
		胆道梗阻黄疸	清化湿热、利胆退黄、消瘤散结	茵陈蒿汤加减：茵陈蒿 15 g，栀子 9 g，大黄 6 g，片姜黄 9 g，炙内金 9 g，龙葵 15 g，藤梨根 15 g，徐长卿 15 g

2. 中医外治：中医外治具有优势。在中医内服的基础上，可选用一定的中医外治方法配合治疗，尤其对于癌性腹水等有明显改善作用。

表 10 - 4 胆囊癌的中医外治

适应证	推荐用药及用法
胆囊癌腹水	方药：黄芪 12 g,莪术 12 g,薄荷 2 g,猪苓 6 g,防己 6 g,桃仁 9 g,薏苡仁 12 g,桂枝 6 g,牵牛子 9 g,大黄 12 g 穴位敷贴用法：研磨成粉末,加入醋（皮肤条件差的患者加入水）,以脐部为中心,外敷于腹部,4 小时/天。注意观察皮肤有无红肿、溃破

3. 针灸治疗：常用穴位阳陵泉、足三里、胆囊穴、胆俞、丘墟、太冲、中脘、合谷、曲池、内关。根据病情选取穴位,提插补泻,也可配合电针加强刺激增强疗效。

表 10 - 5 胆囊癌的针灸治疗

适应证	推荐取穴和针刺方法
胆囊癌疼痛剧烈者	取穴：足三里、阳陵泉 方法：采用维生素 B_{12} 500 毫克、维生素 B_1 100 毫克、2％利多卡因 3 毫升混合,取穴封闭
胆囊癌伴纳差腹胀	取穴：阳陵泉、足三里、胆囊穴、胆俞、丘墟、太冲、中脘为主穴,痛剧加合谷；高热加曲池；恶心呕吐加内关 方法：用深、强刺激手法,每日 1～2 次,留针半小时,用电针更佳

（六）预后转归

胆囊癌早期以邪实为主,如气滞血瘀、湿热蕴结、肝郁胆热,可用理气化瘀、清热解毒、疏肝利胆之品以消弭邪实,并采取中西医结合的治法,部分患者病情可缓解；但也有部分患者转为气血两虚,出现正虚邪盛之势。晚期胆囊癌可合并多处转移、黄疸或转为鼓胀等,均为危重难治之证,预后不良。

第十一章

胰 腺 癌

一、实训目的

（一）掌握胰腺癌的定义，胰腺癌的辨证要点、治疗要点和基本辨证分析及治疗；

（二）熟悉胰腺癌的病因病机、病理因素，类证鉴别；

（三）了解胰腺癌的演变与预后。

◆ 实训案例

患者冯某，男，62 岁。因"胰腺肿块切除术后 1 年 9 月，上腹部胀满不适 2 周"求诊。

患者 2018 年 6 月初自觉上腹部疼痛，渐加重，于 2018 年 8 月 26 日就诊，行 CT 检查提示：胰腺体部见一类圆形低密度影，长约 9 mm，动、静脉期轻中度强化，强化程度低于胰腺实质部分，胰腺尾部胰管扩张。进一步行 MRI 检查提示：胰腺体部见一类圆形异常信号影，长径约 9 mm，边界模糊，DWI 呈轻度强化，强化程度低于胰腺实体部，胰腺尾部胰管扩张。于 2018 年 8 月 28 日行联合腹腔干切除的后 RAMPS 术，手术过程顺利。术后病理报告："胰腺"导管腺癌，中分化，胰腺切缘、脾脏、左侧肾上腺、腹腔干残端未见癌侵犯，胰周淋巴结(0/8)，第八组淋巴结(0/1)未见癌转移。术后未行放化疗，不规则在外院中药抗肿瘤治疗。近 2 周来觉上腹部胀满不适，偶有隐痛，胃纳不馨，大便溏薄，小便清，乏力肢软，夜寐安，无发热，无出汗，舌质淡，苔白腻，脉细。

针对这名患者,我们怎样进行中医诊断和治疗? 怎样开处方? 请尝试给该患者制定治疗方案,给予处方用药。如果无从下手,请阅读"实训参考"帮助你进行处方用药。参考用药及按语可见后附。

二、实训参考

(一)概述

胰腺癌是一种恶性程度高、诊断和治疗都较困难的消化道恶性肿瘤,约90%为起源于腺管上皮的导管腺癌。按病变部位可分为胰头癌、胰体癌、胰尾癌、全胰癌,其中胰头癌占70%~80%,其次是胰体癌,再次是胰尾癌。其组织学类型可分为:起源于胰腺导管上皮的恶性肿瘤,如导管腺癌、腺鳞癌、胶样癌(黏液性非囊性癌)、肝样腺癌、髓样癌、印戒细胞癌、未分化癌、未分化癌伴破骨巨细胞样反应;起源于非胰腺导管上皮的恶性肿瘤,如腺泡细胞癌、腺泡细胞囊腺癌、导管内乳头状黏液性肿瘤伴浸润性癌、混合性腺泡-导管癌、混合性腺泡-神经内分泌癌、混合性腺泡-神经内分泌-导管癌、混合性导管-神经内分泌癌、黏液性囊性肿瘤伴浸润性癌、胰母细胞瘤、浆液性囊腺癌、实性-假乳头状肿瘤。胰腺癌的转移途径有三种:直接蔓延、淋巴转移、血行转移。

虽然中医古典医籍中并没有胰腺癌的病名记载,但针对胰腺癌常见临床表现中的腹中积块、黄疸及疼痛等,确有类似的记载,可散见于"癥瘕积聚""黄疸""伏梁""腹痛""结胸""脾积""瘕积""痞块""积证""心痛"等病名中。胰腺癌病因多为情志失调、饮食不节等因素长期为患,导致中焦脾胃功能失调,肝气疏泄不利。运化不及则生湿,疏泄不利则气滞湿阻,则痰湿内蕴,血运不畅,湿痰瘀邪蕴结日久则化热成毒,久而不解发为胰腺癌。

(二)诊断依据

1. 临床表现:其临床特点是整个病程短、病情发展快和迅速恶化。最多见的是上腹部饱胀不适、疼痛。腹痛是胰腺癌的主要症状,不管癌位于胰腺头部或体尾部均有疼痛。黄疸是胰腺癌,特别是胰头癌的重要症状。黄疸为进行性,虽可以有轻微波动,但不可能完全消退。消化道症状最多见的为食欲不振,其次有恶心、呕吐,可有腹泻或便秘甚至黑便,腹泻常常为脂肪泻。此外胰腺癌患者还会出现消瘦、乏力、腹部包块、症状性糖尿病、血栓性静脉炎、精神症状、腹水等症状。

2. 实验室检查

（1）生化检查：早期无特异性血生化指标改变，肿瘤阻塞胆管时可引起血胆红素升高，伴有丙氨酸氨基转移酶（ALT）、天门冬氨酸氨基转移酶（AST）、γ-谷氨酰转肽酶（γ-GT）及碱性磷酸酶（AKP）等酶学改变。

（2）血液肿瘤标志物检查：临床上常用的与胰腺癌诊断相关肿瘤标志物有糖类抗原CA199、癌胚抗原（CEA）、糖类抗原CA50和糖类抗原CA242等，其中CA199可以超过正常值10倍。对于CA199升高者，应排除胆道梗阻和胆系感染才具有诊断意义。

3. 影像学检查

（1）B超检查：可用于胰腺癌的初步诊断和随访，对较大的胰腺肿块具有较高诊断价值。超声造影技术可用于胰腺癌的早期诊断。

（2）CT/CTA、MRI/MRCP/MRA：是诊断胰腺疾病的常用影像技术。MRI对胰腺癌的诊断价值并不优于CT。

（3）ERCP：可以发现胰管狭窄、梗阻或充盈缺损等异常。患者有黄疸而且比较严重，经CT检查后不能确定诊断时，可选择逆行胰胆管造影（ERCP）和经皮肝穿刺胆道引流术（PTCD）检查。

（4）PET-CT：主要价值在于辨别"胰腺占位"的代谢活性，另外在发现胰腺外转移方面也具有明显优势。

（5）EUS：可以清晰地显示胰头、胰体、胰尾及其周围组织、血管等，能显著提高胰腺癌的早期诊断率，在小于1 cm的胰腺癌诊断中具有较大价值。可以判断胰腺病变与周围组织结构的关系，引导对病变采取穿刺活检、引流等诊治操作。

4. 病理穿刺

（1）手术：直视下活检是获取病理组织学诊断的可靠方法。

（2）脱落细胞学检查：可以通过胰管细胞刷检、胰液收集检查、腹腔积液化验等方法获得细胞病理资料。

（3）穿刺活检术：如无法手术患者，治疗前推荐在影像介导下，局部穿刺获得组织病理学或细胞学标本。对于拟行手术切除的患者通常不需先获得病理学诊断支持，但在进行放、化疗等治疗前应明确病理学诊断。

（三）胰腺癌的鉴别诊断和类证鉴别

1. 鉴别诊断：本病应与胰腺囊肿、胰腺炎、Vater壶腹部癌、胆总管癌、胆囊结石,胆囊炎、慢性胃炎相鉴别。

2. 类证鉴别:本病可以同胃痞、胆胀进行类证鉴别。

表 11 - 1　胰腺癌的类证鉴别

证候	说　　明
胃痞	脘腹部疼痛,食后饱胀,嗳气,恶心等症状,但腹中无块
胆胀	因湿热痰瘀等邪阻滞于胆,或因情志郁怒等刺激,使胆气郁滞不舒,而以反复发作右胁疼痛,痞胀等为主要表现的内脏胀病类疾病

(四)胰腺癌的常见中医证型

胰腺癌临床常见气滞血瘀、湿热蕴结、脾虚湿困、阴虚内热、气血亏虚等证型。可根据下表描述症状结合临床辨证。

表 11 - 2　胰腺癌的常见中医证型

证型	证　　候
气滞血瘀	上腹肿块石硬,胀顶疼痛拒按,或胸胁疼痛拒按,或胸胁炽痛不适,烦热,口干唇燥,大便干结,小便黄或短赤,甚则肌肤甲错,舌质红或暗红,舌苔白厚,脉弦数或弦滑有力
湿热蕴结	上腹部胀满不适或胀痛,纳差,同时可有发热,口苦口干,大便干燥或闭结,或黄疸,小便短赤,舌质红或淡,苔黄腻,脉细弦
脾虚湿困	恶心纳差,口淡乏味,大便溏薄,舌质淡,苔白腻,脉濡或细
阴虚内热	烦热口干,低热盗汗,形体消瘦,或鼻衄齿衄,舌红少苔或光剥有裂纹,脉细弦数或细涩
气血亏虚	动则气促,纳少腹胀,面色萎黄或淡白无华,大便溏薄,小便清长,舌淡苔白,脉细弱

(五)胰腺癌的中医治疗

1. 中医辨证论治:胰腺癌的中医治疗遵循辨证论治原则,在健脾益气法的基础上,参以理气化湿、化痰软坚、祛瘀攻毒、清热利湿诸法进行论治。注重于"扶正"调理,以增强机体的抗癌能力,降低放、化疗的不良反应,改善临床症状。治疗上宜辨病与辨证相结合,以提高临床疗效。中医药治疗可以贯穿西医治疗的所有阶段。对于行手术、化疗、放疗的胰腺癌患者,当发挥中医药扶正固本、辨证论治的优势开展中西医综合治疗,以起到减毒增效的目的。

表 11－3　胰腺癌的中医辨证论治

阶段	治疗方式	中医辨证	中医治则	参 考 用 药
早中期	手术后巩固治疗	正气亏虚、脾胃失调、余毒未净	健脾益气、化瘀解毒	健脾抗瘤方加减：党参 12 g，炒白术 9 g，白茯苓 15 g，陈皮 9 g，薏苡仁 15 g，淮山药 15 g，法半夏 9 g，郁金 9 g，枳壳 9 g，预知子 15 g，莪术 9 g，半枝莲 15 g，白花蛇舌草 15 g，菝葜 15 g
	术后辅助化疗	脾气亏虚、气血两虚	健脾开胃、益气补血	补血生白方加减：生黄芪 30 g，炒白术 9 g，白茯苓 15 g，炙甘草 9 g，陈皮 9 g，炒麦芽 9 g，炒谷芽 9 g，焦山楂 9 g，六神曲 9 g，当归 9 g，制黄精 15 g，生地 15 g，女贞子 9 g，大枣 15 g，鸡血藤 30 g，仙鹤草 30 g
		胃气上逆	和胃降逆	温胆汤加减：半夏 9 g，竹茹 9 g，枳实 9 g，陈皮 6 g，甘草 6 g，茯苓 9 g，白茅根 9 g，芦根 9 g，葛根 9 g，旋覆花 9 g，代赭石 9 g
晚期	介入或高强度聚焦超声刀治疗	正气亏虚、瘀毒留滞	健脾益气、化瘀解毒	益气健脾解毒方加减：生黄芪 30 g，党参 15 g，炒白术 15 g，薏苡仁 30 g，预知子 15 g，郁金 9 g，藤梨根 15 g，菝葜 15 g，鸡血藤 15 g，野葡萄藤 30 g
	单纯中医药治疗	气滞血瘀	理气散结、疏肝解郁	膈下逐瘀汤加减：五灵脂（炒）6 g，当归 9 g，川芎 6 g，桃仁 9 g，丹皮 6 g，赤芍 6 g，乌药 6 g，元胡 3 g，甘草 9 g，香附 6 g，红花 9 g，枳壳 3 g
		湿热蕴结	清热化湿	茵陈蒿汤或加五苓散/温胆汤、黄连解毒汤加减：茵陈 15 g，栀子 9 g，大黄（去皮）6 g，半夏 9 g，竹茹 6 g，枳实 9 g，陈皮 9 g，甘草 3 g，茯苓 9 g
		脾虚湿困	燥湿健脾	香砂六君子汤加减：党参 9 g，白术 6 g，茯苓 6 g，甘草 3 g，陈皮 6 g，半夏 6 g，砂仁 6 g，木香 6 g
		阴虚内热	养阴保津	沙参麦冬汤加减：北沙参 9 g，玉竹 9 g，麦冬 9 g，天花粉 15 g，扁豆 9 g，桑叶 6 g，生甘草 3 g
		气血亏虚	益气补血	八珍汤加减：党参 18 g，茯苓 9 g，白术 9 g，甘草 6 g，当归 6 g，白芍 9 g，生地黄 9 g，牛膝 9 g

2. 中医外治：在中药内服的基础上，可选用一定的中医外治方法配合治疗，尤其对于晚期胰腺癌疼痛、腹水等有明显改善作用。

表 11-4 胰腺癌的中医外治

适应证	推荐用药及用法
胰腺癌疼痛	方药：乳香 9 g，没药 9 g，延胡索 9 g，干蟾皮 9 g，蜈蚣 3 g，威灵仙 15 g，细辛 5 g，姜黄 9 g，冰片 5 g 功效：活血化瘀，温经通络 用法：取药粉，用低度食用酒或清水调成糊状，在患者疼痛最剧烈的部位或反应于体表的疼痛部位敷药。用药期间注意观察皮肤有无红肿、溃破
胰腺癌腹水	方药：黄芪 12 g，莪术 12 g，薄荷 2 g，猪苓 6 g，防己 6 g，桃仁 9 g，薏苡仁 12 g，桂枝 6 g，牵牛子 9 g，大黄 12 g 功效：益气通阳，化瘀逐水 用法：研磨成粉末，加入醋（皮肤条件差的患者加入水），以脐部为中心，外敷于腹部，4 小时/天。用药期间注意观察皮肤有无红肿、溃破

3. 针灸治疗：常用穴位有主穴胰腺俞（经外奇穴）、三焦俞（背俞穴）。配穴：足三里（足阳明经下合穴）、阳陵泉（足少阳经下合穴）、阿是穴、尺泽、天枢、内庭、公孙、三阴交、胆俞、胃俞、中脘等。取穴原则采用以痛为腧的方法，配合选用郄穴及相应脏腑背腧穴等穴位进行配伍。轻刺激，留针 15～30 分钟，每日 1 次。针灸疗法对于减轻患者化疗不良反应及晚期疼痛有较好疗效。

表 11-5 胰腺癌的针灸治疗

适应证	推荐取穴和针刺方法
减轻胰腺癌疼痛	取穴：胰俞、三焦俞、足三里、阳陵泉、交感、胰胆、阿是穴 方法：毫针刺入，捻转运针，得气后，平补平泻，行针 30 分钟，每日 1 次，每周 5 次。必要时可通电针，选择合适的强度加强穴位刺激
减轻化疗不良反应	取穴：中脘、章门、足三里、胰胆、脾俞、膈俞、胰俞 方法：进针后捻转，留针 30 分钟，隔日针灸 1 次

（六）预后转归

胰腺癌是一种恶性程度极高的肿瘤，预后差。早期的外科手术干预是最有可能提高生存率的治疗方式。影响胰腺癌的预后因素有肿瘤发生的位置、肿瘤标记物 CA199、CEA 的数值、肿瘤的分期、治疗方法等。另外，年龄、吸烟史、饮酒史、身体质量指数也与预后有关。

第十二章

大　肠　癌

一、实训目的

（一）掌握大肠癌的定义，大肠癌的辨证要点、治疗要点和基本辨证分析及治疗；

（二）熟悉大肠癌的病因病机、病理因素，类证鉴别；

（三）了解大肠癌的演变与预后。

◈ 实训案例

　　患者张某，男，69 岁。2010 年 11 月 5 日就诊。主诉：乏力、纳差 3 月余。2010 年 8 月患者因乏力、贫血（大便隐血试验阳性）入院诊治。十二指肠镜提示上皮瘤，局部癌变（肠癌）。于 2010 年 8 月 30 日全麻下行右半结肠切除术。术后病理示回盲部管状腺癌Ⅰ～Ⅱ级。术后口服希罗达化疗。患者神疲乏力，面色少华，无腹痛，大便稍溏，日行 2 次，胃纳不馨，夜寐欠安，嗳气时作，食后口气重，口苦，舌淡晦，苔薄白，脉滑。

　　针对这名患者，我们怎样进行中医诊断和治疗？怎样开处方？请尝试给该患者制定治疗方案，给予处方用药。如果无从下手，请阅读"实训参考"帮助你进行处方用药。参考用药及按语可见后附。

二、实训参考

（一）概述

　　大肠癌是发生在大肠黏膜上皮的恶性肿瘤，有结肠癌、直肠癌之分。根据大肠癌的病理组织学类型可分为乳头状腺癌、管状腺癌、黏液腺癌、印戒细胞癌、未分化癌、腺鳞癌、鳞状细胞癌。大肠癌播散途径有直接浸润、种植播散、淋巴道播散、血道转移。

大肠癌属于中医"积聚""肠风""脏毒""肠蕈""下痢""锁肛痔"等范畴。大肠癌多由于内伤七情，或由于饮食不节导致脾胃受损使大肠传导失司，气机失调，出现痰湿、瘀血、热毒留滞肠腑，久而蕴结成形，而形成本病。

（二）诊断依据

1. **临床表现**：大肠癌早期无明显症状，病情往往发展到一定程度才出现临床症状。主要症状有肠刺激症状和排便习惯的改变、便血、肠梗阻、腹部肿块以及贫血、消瘦、发热、乏力等。晚期大肠癌常因转移扩散而出现局部侵袭及尾骶导致尾骶部疼痛，肠穿孔引起急性腹膜炎、腹部脓肿，肝转移而出现肝大、黄疸、腹水，肺转移而出现咳嗽、气促等。直肠指检对于发现直肠癌具有重要意义，直肠指检时可以触及肿物，肿物质地硬，表明凹凸不平。

2. **实验室检查**

（1）大便隐血试验：大便隐血试验是大肠癌筛查的常用方法。大便隐血试验阳性者应进行进一步影像学和纤维结肠镜检查。

（2）肿瘤标志物检查：大肠癌最常用的肿瘤标志物检查是癌胚抗原（CEA）检查，其他可以选择的血清标记物包括 CA199、CA125、CA724、CA242、CA50 等。但这些标志物都存在特异性和敏感性不高的问题，难以作为诊断依据，但对于判断患者的病情、预后、疗效及术后复发有一定意义。

3. **影像学检查**：钡剂灌肠 X 检查是常见的结肠癌检查，常见充盈缺损、边缘不整齐、龛影、肠壁僵硬、黏膜破坏、肠腔狭窄及不同程度的梗阻等，其确诊率达到 90% 以上。尤其在晚期患者出现肠梗阻时，可以明确其梗阻的位置和程度。CT 及磁共振成像（MRI）检查主要用于了解肿瘤向肠管外浸润的程度、有无局部淋巴结和远处脏器的转移等，可以为术前分期和术后复查提供依据。

4. **内镜检查**：纤维结肠镜可以达到回盲部，观察到全部结肠，直观观察病变形态特征和数量，并钳取可疑病变部位组织或冲洗，或擦刷脱落细胞进行病理活检。其检出率在 90% 以上。纤维结肠镜检查是大肠癌诊断的重要手段。在进行肠镜检查前应排除肠梗阻。

5. **病理检查**：内镜下取得活检标本或手术取得肿瘤组织标本进行病理学检查，判断病变性质，指导后续治疗。大肠癌的病理组织学类型主要有乳头状腺癌、管状腺癌、黏液腺癌、印戒细胞癌、未分化癌、腺鳞癌、鳞状细胞癌。

（三）大肠癌的鉴别诊断和类证鉴别

1. 鉴别诊断：本病应与痔、肠阿米巴病、肠结核、局限性肠炎、慢性菌痢、溃疡性结肠炎相鉴别。

2. 类证鉴别：本病可以同痢疾、痔疾进行类证鉴别。

表 12-1　大肠癌的类证鉴别

证候	说　明
痢疾	痢疾是以腹痛、腹泻、里急后重、排赤白脓血便为主要临床表现的具有传染性的外感疾病，常伴有发热、呕吐。大肠癌起病较为隐匿，持续隐痛
痔疾	痔疾属于外科疾病，起病缓慢、病程长，一般不伴有全身症状，大便出血特点为便时或便后出血，常伴有肛门坠胀或异物感，多因劳累、过食辛辣诱发加重

（四）大肠癌的常见中医证型

大肠癌临床常见脾虚气滞、湿热蕴结、瘀毒内结、脾肾阳虚、肝肾阴虚、气血两虚等证型。可根据下表描述症状结合临床辨证。

表 12-2　大肠癌的常见中医证型

证型	证　候
脾虚气滞	腹胀肠鸣，腹部窜痛，纳呆，神疲乏力，大便稀薄，舌质淡红，苔薄腻，脉濡滑
湿热蕴结	腹胀腹痛，里急后重，肛门灼热，大便黏滞恶臭或黏液血便，口渴纳少，舌红，苔黄腻，脉滑数
瘀毒内结	腹胀痛拒按，腹部可扪及包块，里急后重，便下黏液脓血，舌质紫暗有瘀斑，苔薄黄，脉弦或涩
脾肾阳虚	腹痛绵绵，喜温喜按，消瘦乏力，面色少华，畏寒肢冷，胃纳减少，大便溏薄，次数频多或五更泄泻，舌淡，苔薄白，脉沉细
肝肾阴虚	五心烦热，头晕目眩，低热盗汗，口苦咽干，腰酸腿软，便秘，舌红少苔或无苔，脉细弦或细数
气血两虚	神疲乏力，面色苍白，头晕目眩，唇甲色淡，食欲不振，反复便血，脱肛，便溏，舌质淡，苔薄，脉细弱

（五）大肠癌的中医治疗

1. 中医辨证论治：根据大肠癌不同治疗阶段的实际情况以健脾法为主要治则，早期大肠癌根据以通为用的原则保持胃肠通畅，配合化痰祛湿、活血祛瘀的方法，后期正气耗伤配合补益气血药物以扶正。

表 12-3　大肠癌的中医辨证论治

阶段	治疗方式	中医辨证	中医治则	参 考 用 药
早中期	手术后	脾虚泄泻	固本益肠	固本益肠方：党参 9 g，白术 9 g，补骨脂 9 g，山药 15 g，黄芪 9 g，炮姜 6 g，当归 9 g，白芍 9 g，木香 9 g，地榆炭 15 g，赤石脂 15 g
		脾虚便秘	健脾通腑	健脾通便方：党参 9 g，白术 9 g，大枣 9 g，山药 15 g，路路通 9 g，望江南 9 g，牛蒡子 9 g，火麻仁 9 g。若大便坚而难下，在排除肠道梗阻情况后，可采用峻下的方法，1～2 次，具体可根据情况选用：生大黄 6 g，芒硝 3 g，厚朴 9 g，枳实 9 g
	术后辅助化疗	脾气亏虚、气血两虚	健脾开胃、益气补血	以四君子汤为主方的肿瘤科经验方补血生白方随诊加减：党参 12 g，炒白术 9 g，白茯苓 9 g，炙甘草 9 g，陈皮 9 g，炒麦芽 9 g，炒谷芽 9 g，六神曲 9 g，当归 9 g，生黄芪 9 g，白芨 9 g
晚期	化疗	脾气亏虚、气血两虚	健脾开胃、益气补血	以四君子汤为主方的肿瘤科经验方补血生白方随诊加减：党参 12 g，炒白术 9 g，白茯苓 9 g，炙甘草 9 g，陈皮 9 g，炒麦芽 9 g，炒谷芽 9 g，六神曲 9 g，当归 9 g，生黄芪 9 g，白芨 9 g
	单纯中医药	脾虚气滞	健脾理气	香砂六君子汤加减：木香 9 g，砂仁 3 g，党参 9 g，半夏 9 g，白术 9 g，茯苓 9 g，陈皮 6 g，八月札 9 g，枳壳 9 g，野葡萄藤 15 g，蛇莓 9 g
		湿热蕴结	清热利湿解毒	白头翁汤合槐角丸加减：槐花 9 g，地榆 9 g，白头翁 9 g，败酱草 9 g，红藤 9 g，马齿苋 9 g，秦皮 9 g，黄连 3 g，当归 9 g，防风 9 g，枳壳 9 g，黄柏 9 g，苦参 9 g，生薏苡仁 15 g，黄芩 9 g，赤芍 9 g
		瘀毒内结	行气活血、化瘀解毒	膈下逐瘀汤加减：当归 9 g，红花 3 g，桃仁 9 g，赤芍 9 g，丹参 9 g，生地 9 g，川芎 9 g，生薏苡仁 15 g，五灵脂 3 g，牡丹皮 9 g，乌药 6 g，延胡索 9 g，香附 9 g，枳壳 9 g，半枝莲 15 g，藤梨根 15 g，败酱草 15 g，红藤 15 g，白花蛇舌草 15 g

(续表)

阶段	治疗方式	中医辨证	中医治则	参 考 用 药
晚期	单纯中医药	脾肾阳虚	温补脾肾	附子理中丸合四神丸加减：附子6 g,党参9 g,白术9 g,茯苓9 g,生薏苡仁15 g,补骨脂9 g,诃子9 g,肉豆蔻9 g,吴茱萸3 g,干姜6 g,甘草6 g,陈皮6 g,五味子6 g,大枣9 g,蛇六谷15 g,仙鹤草15 g
		肝肾阴虚	滋养肝肾	知柏地黄丸加减：生地9 g,熟地9 g,知母9 g,黄柏9 g,白芍9 g,丹皮9 g,山茱萸6 g,五味子6 g,麦冬9 g,泽泻9 g,沙参9 g,枸杞子9 g,野葡萄藤15 g,半枝莲15 g
		气血两虚	补气养血	补中益气汤合四物汤：党参9 g,当归9 g,茯苓9 g,黄芪9 g,熟地9 g,白芍9 g,川芎9 g,升麻9 g,白术9 g,丹参9 g,陈皮6 g,柴胡9 g,生姜6 g,八月札9 g,大枣9 g,甘草6 g,红藤15 g,野葡萄藤15 g,藤梨根15 g

2. **中医外治**：中医外治具有优势。在中医内服的基础上,可选用一定的中医外治方法配合治疗,尤其对于大肠癌化疗后手足综合征、化疗期间胃肠功能调节、肛周疼痛肿块局部外治等有明显改善作用。

表 12-4　大肠癌的中医外治

适应证	推荐用药及用法
大肠癌化疗后手足综合征	方药：黄芩9 g,黄连3 g,黄柏9 g,蛇床子9 g,苦参9 g,五倍子9 g,地肤子9 g,白鲜皮15 g,土茯苓15 g,蝉蜕6 g,苍耳子6 g,野菊花9 g 泡手脚药浴用法：水煎后,加入温水使水没过手脚,保持水温至40 ℃,温泡20分钟
化疗期间胃肠功能调节	方药：制半夏9 g,吴茱萸3 g,丁香10 g,细辛3 g,旋覆花9 g,茯苓5 g,白豆蔻3 g,泽泻12 g 穴位敷贴用法：研磨成粉末,加入适量蜂蜜、姜汁制成小丸,外敷于足三里、阴陵泉、丰隆、太溪、三阴交
直肠癌保留灌肠	方药：黄柏9 g,紫草9 g,苦参9 g,虎杖9 g,藤梨根9 g,乌梅9 g,石见穿15 g 用法：浓煎成500 ml,每日1次,保留灌肠

（续表）

适应证	推荐用药及用法
直肠癌坐浴	方药：苦参 15 g,蛇床子 15 g,龙葵 9 g,马齿苋 15 g,败酱草 15 g,黄柏 9 g,土茯苓 15 g,漏芦 9 g 用法：水煎后坐浴,浸洗肛门

3. 针灸治疗：常用穴位为足三里、天枢、京门、脾俞、大肠俞、内关、公孙、太冲、胃俞、巨阙、膈俞等。根据病情选取穴位,提插补泻,也可配合电针加强刺激增强疗效。针灸疗法可用于调治大肠传导功能和减轻化疗不良反应。

表 12-5　大肠癌的针灸治疗

适应证	推荐取穴和针刺方法
调治大肠传导功能	取穴：足三里、天枢、京门、脾俞、大肠俞 方法：提插补泻,可配合电针加强刺激增强疗效。毫针刺入,捻转运针,待感得气后通电针,以中等强度进行穴位刺激,留针 30 分钟后,起针,每天一次
减轻化疗不良反应	取穴：内关、足三里、公孙、太冲、胃俞、巨阙、膈俞。肝胃不和加行间;气血不足加肾俞、三阴交、气海;脾肾阳虚加脾俞、肾俞 方法：进针后捻转,留针 1 小时,每日针灸一次

（六）预后转归

大肠癌早期以邪实为主,采用中西医结合的治法,部分患者病情可缓解,但仍应注意定期复查肠镜,预防邪毒聚集成形,肿瘤复发再生。晚期大肠癌可合并便血、梗阻、鼓胀等,形成危重难治之证,预后不良。

第十三章

肾　　癌

一、实训目的

（一）掌握肾癌的定义，肾癌的辨证要点、治疗要点和基本辨证分析及治疗；

（二）熟悉肾癌的病因病机、病理因素，类证鉴别；

（三）了解肾癌的演变与预后。

实训案例

患者谢某，男，74 岁，右肾癌术后 11 年，乏力 5 月余。

患者 2008 年 4 月 8 日在苏州市立医院行右肾癌根治术，术后病理示（右肾）透明细胞癌，部分呈嫌色细胞癌。术后未行进一步治疗。至 2019 年初患者乏力不适，4 月 17 日行 PETCT 示：1. 右肾术后，术区占位，糖代谢不均匀异常增高，考虑恶性。2. 脂肪肝。肝脏钙化灶。3. 前列腺增生伴钙化。考虑患者肾癌复发，4 月 22 日于外院进行培唑帕尼 600 mg，po，qd，靶向治疗，5 月 20 日患者乏力加剧，查血常规示：血红蛋白 88 g/L，来我院门诊就诊。就诊时患者神疲乏力，心悸气短，面色苍白，形体消瘦，纳呆食少，寐欠佳，小便可，大便溏，日行 2~3 次，舌质淡，苔薄白，脉沉细。

针对这名患者我们怎样进行中医诊断和治疗？怎样开处方？请尝试给该患者制定治疗方案，给予处方用药。如果无从下手，请阅读"实训参考"帮助你进行处方用药。

二、实训参考

(一)概述

肾癌是起源于肾实质泌尿小管上皮系统的恶性肿瘤,全称为肾细胞癌,又称肾腺癌,简称为肾癌。包括起源于泌尿小管不同部位的各种肾细胞癌亚型,但不包括来源于肾间质的肿瘤和肾盂肿瘤。在肾癌病理类型中,75%～85%为透明细胞癌,其他类型包括嫌色细胞型、乳头状细胞型及集合管型。由于肾脏血运丰富,易通过血液转移。

肾癌因其常见症状为腰痛、血尿、肿块,因此可归属于中医学的"肾积""尿血""腰痛""癥积""瘤积""中石疽"等病证范畴。本病病因病机分虚实两类,虚证多为肾气不足或脾肾阳虚及肾阴虚;实证多为湿热、气滞、血瘀、痰凝。本病多因肾气亏虚,外受湿热毒邪,入里蓄毒,蕴结于水道所致;或饮食不节,嗜食肥甘厚味而损伤脾胃,湿浊内生,郁而化热,湿毒火热,下注膀胱,烁灼经络,络脉受损,出现血尿而发病;或房事不节,恣情纵欲,损伤脾肾;或年老肾精亏虚,气化不利,水湿不行,瘀积成毒,滞留腰部而成癌肿;或脾肾虚寒,脾失健运,湿浊内生,寒湿阻遏,久而成块。久病肾气不足,不能摄血,血尿日久,可致使气血双亏,脏腑功能失调。

(二)诊断依据

1. 临床表现:肉眼血尿是最常见的临床表现,其次是腰痛和腹部肿块。10%～15%的患者同时具有上述 3 大症状,往往是晚期的标志,其他常见的症状及体征还有正细胞正色素性贫血、发热及消瘦,也可合并有高血压、红细胞增多症、非肿瘤转移引起的肝功能异常、高钙血症等。

2. 实验室检查:肾癌患者常可见到碱性磷酸酶升高,球蛋白升高,磺溴肽钠试验异常和低凝血酶原症,并可在肾癌切除后恢复。约半数肾癌患者血沉增快,为非特异性,目前尚未发现血沉快与肿瘤细胞类型、血清蛋白的关系,肾癌的癌胚抗原升高,在病灶切除后可下降。

3. 影像学诊断

(1)腹部 B 超:为最基本、最简便的检查方法。随着其应用日益广泛,偶尔检测出肾癌的机会也增多,其中也有肾癌体积很大但无临床症状者。

(2)CT 扫描:可提供肿瘤的密度、局部蔓延以及淋巴结和静脉受累等情况,是常用的检查方法,它可使少数无症状患者得以早期发现。增强 CT

扫描在肾癌的诊断方面,实际上已经代替了排泄性尿路造影以及肾脏超声。

（3）磁共振成像（MRI）检查：对肾癌的诊断和临床分期有较高的灵敏度和特异度。尤其对静脉瘤栓的显示强于CT,其假包膜征象也具有特异性。

（4）主动脉造影检查和选择性肾动脉血管造影检查：可用于确定肾肿瘤性质,并精确地提供所见肾动脉数目和血管走向样式,以便手术处理。

（5）其他：因肾癌出现肺及骨转移常见,所以胸部CT及骨扫描很必要。

4. 细胞学、病理学检查

（1）细胞学检查：脱落细胞学检查,18%～58%的患者尿液中可发现癌细胞。

（2）病理学诊断：活检取得病灶、转移灶组织或手术切除病肾做病理学检查,证实为原发性肾癌。

（三）肾癌的鉴别诊断和类证鉴别

1. 鉴别诊断：肾癌应与其他非恶性肿瘤的血尿（如肾结核）、腰痛（如肾结石）及上腹部肿块（如肾囊肿及肾错构瘤）等相鉴别。

2. 类证鉴别：本病可以同血淋、腰酸进行类证鉴别。

表 13－1　肾癌的类证鉴别

证候	说　明
血淋	均可见血随尿而出,滴沥刺痛者为血淋。多见于泌尿系感染或结石
腰酸	是指腰部酸楚不适,临床上腰痛常伴有腰酸,腰酸则不一定有腰痛

（四）肾癌的常见中医证型

肾癌临床常见湿热蕴积、瘀血内阻、脾肾气虚、气血两虚等证型。可根据下表描述症状结合临床辨证。

表 13－2　肾癌的常见中医证型

证型	证　候
湿热蕴积	尿色鲜红,或夹有血块,或尿急、尿频,尿灼热疼痛,腰部或坠胀不适,或见心烦,口苦,或有腰痛,大便秘结,舌红苔黄腻,脉滑数
瘀血内阻	肉眼血尿,有时尿中夹有血丝或血块,腰部可触及肿块,腰痛加剧,多呈刺痛或钝痛,痛有定处,面色晦暗,舌质紫暗,或见瘀斑,苔薄白,脉弦或沉细无力

（续表）

证型	证　候
脾肾气虚	无痛性血尿,神疲乏力,腰膝酸软,纳呆食少,腹痛便溏,小便不利,或见两下肢水肿,舌淡,苔白腻,脉沉细无力
气血两虚	无痛性持续性血尿,腰腹部可见肿块,日渐增大,疼痛加剧,心悸气短,神疲乏力,面色苍白,形体消瘦,纳呆食少,舌质淡或见瘀斑,苔薄白,脉沉细

（五）肾癌的中医治疗

1. 中医辨证论治:根据肾癌不同治疗阶段的实际情况,当从整体观念出发,遵循辨证论治原则,并以清热利湿、活血化瘀、健脾益肾、补益气血为基本治疗原则。

表13-3　肾癌的中医辨证论治

阶段	治疗方式	中医辨证	中医治则	参　考　用　药
早中期	手术后	气血亏虚	补气养血、健脾补肾	十全大补汤加减:生黄芪30 g,党参12 g,白术9 g,茯苓15 g,当归9 g,熟地15 g,白芍12 g,枸杞子12 g,黄精15 g,淫羊藿12 g,仙鹤草30 g,人参6 g,甘草3 g,陈皮9 g
	术后免疫治疗	脾气亏虚、气血两虚	健脾开胃、益气补血	以四君子汤为主方的肿瘤科经验方补血生白方随诊加减:党参12 g,炒白术9 g,白茯苓9 g,炙甘草9 g,陈皮9 g,炒麦芽9 g,炒谷芽9 g,六神曲9 g,当归9 g,生黄芪9 g,白芨9 g
		胃气上逆	和胃降逆	温胆汤加减:半夏9 g,竹茹9 g,枳实9 g,陈皮6 g,甘草6 g,茯苓9 g,白茅根9 g,芦根9 g,葛根9 g,旋覆花9 g,代赭石9 g
晚期	肺转移	气阴亏虚、痰湿蕴肺	益气养阴、宣肺化痰	可采用生脉散、百合固金汤、二陈汤、六君子汤等方药,再配合贝母9 g,桔梗9 g,杏仁6 g,枇杷叶9 g,瓜蒌15 g,三七3 g
	骨转移	心血亏虚	补肾壮骨、活血化积、通络止痛	方药用生地9 g,熟地9 g,山茱萸9 g,枸杞子9 g,菟丝子9 g,肉苁蓉9 g等,同时配合虫类通络药物,如全蝎3 g,蜈蚣1条等

(续表)

阶段	治疗方式	中医辨证	中医治则	参 考 用 药
晚期	单纯中医药	湿热蕴积	清热利湿	八正散合小蓟饮子加减：瞿麦 9 g，萹蓄 9 g，车前子 15 g，软滑石 15 g，大黄 6 g，蒲公英 9 g，黄柏 9 g，紫花地丁 9 g，小蓟 9 g，生地 9 g，白茅根 9 g，墨旱莲 9 g，蒲黄 6 g，龙葵 15 g，蛇莓 15 g，白花蛇舌草 15 g，土茯苓 9 g
		瘀血内阻	活血化瘀、兼以补虚	桃红四物汤加减：当归 9 g，川芎 9 g，熟地黄 9 g，桃仁 6 g，红花 6 g，香附 9 g，桑寄生 9 g，杜仲 9 g，续断 9 g
		脾肾气虚	健脾益肾	无比山药丸加减：党参 9 g，黄芪 18 g，淮山药 18 g，莲子肉 6 g，白茯苓 12 g，薏苡仁 18 g，泽泻 9 g，扁豆衣 9 g，山茱萸 18 g，菟丝子 9 g，芡实 12 g，金樱子 9 g 等；若肾阴虚，舌红苔少者加生地黄 9 g，熟地黄 9 g，龟板 9 g；若肾阳虚，加附子 6 g，肉桂 3 g，鹿角片 9 g
		气血两虚	补益气血	八珍汤加减：党参 12 g，白术 12 g，白茯苓 12 g，当归 9 g，川芎 9 g，白芍 9 g，熟地黄 9 g，甘草 6 g，白芍 12 g，薜荔果 15 g

2. **中医外治**：中医外治具有优势。在中医内服的基础上，可选用一定的中医外治方法配合治疗，尤其对于肾癌骨转移的患者，使用外治法缓解疼痛。

表 13-4　肾癌的中医外治

适应证	推荐用药及用法
肾癌骨转移	方药：冰片 3 g，藤黄 3 g，麝香 0.3 g，生天南星 20 g 用法：上药共研细末，酒、醋各半，调成糊状，涂布于腰区瘤块处，药干则换之

3. **针灸治疗**：常用穴位为肾俞、委中、命门、太溪、阿是穴，每次取穴 3～5 个。

表 13-5 肾癌的针灸治疗

适应证	推荐取穴和针刺方法
肾癌肾虚冷痛者	取穴：肾俞、委中、命门、太溪、阿是穴 方法：每次取穴 3～5 个，用平补平泻手法，每日 1 次，10 次为一疗程

（六）预后转归

早期肾癌手术切除后预后良好，晚期发生转移，预后欠佳。

第十四章

膀　胱　癌

一、实训目的

（一）掌握膀胱癌的定义，膀胱癌的辨证要点、治疗要点和基本辨证分析及治疗；

（二）熟悉膀胱癌的病因病机、病理因素，类证鉴别；

（三）了解膀胱癌的演变与预后。

◆ 实训案例

患者赵某，男，43 岁。主诉病史：膀胱癌术后 2 月余，神疲乏力 1 周。患者因"肉眼血尿 2 月"发现膀胱占位，CT 提示膀胱占位，遂于 2018 年 7 月 23 日于江苏省人民医院在全麻下行根治性膀胱全切除术，术后病理示（膀胱肿瘤）绒毛状腺癌伴腺上皮高级别上皮肉瘤变（脐尿管起源），部分区癌变，腺癌，Ⅱ级，部分为黏液性癌，癌组织浸润膀胱壁全层至周围纤维结缔组织，大小 6.2×4×2.5 cm，切缘（－），考虑膀胱腺癌。近 1 周来患者神疲乏力，腰酸盗汗，今为求进一步治疗收治入院。入院时患者神疲乏力，腰酸，五心烦热，形体消瘦，盗汗，夜寐欠安，夜尿多，舌质红，苔薄黄，脉细数。

针对这名患者，我们怎样进行中医诊断和治疗？怎样开处方？请尝试给该患者制定治疗方案，给予处方用药。如果无从下手，请阅读"实训参考"帮助你进行处方用药。参考用药及按语可见后附。

二、实训参考

（一）概述

膀胱癌是指发生在膀胱黏膜上的恶性肿瘤，为泌尿系统最常见的恶性肿瘤，其病理分型：90％以上来源于尿路上皮，5％为鳞癌，1％～2％为腺癌，其他为平滑肌肉瘤、小细胞未分化癌等。膀胱癌以淋巴道转移和局部扩散为主，晚期出现血型播散。

膀胱癌相当于中医的"胞积"，其主要临床症状通常是无痛性肉眼血尿及尿液排出受阻，可属中医学"血尿""溺血""癃闭"的范畴。膀胱癌的病因病机可归结于湿热毒邪侵袭、毒瘀互结、久病伤正，脾肾亏虚。膀胱癌病位在膀胱，与脾、肾、三焦气化功能密切相关。其病机属本虚标实。

（二）诊断依据

1. 临床表现：肉眼血尿是最常见的临床表现，其次是尿路刺激症状和排尿困难。晚期时盆底周围浸润或有远处转移。常见转移部位为肝、肺、骨等。当肿瘤浸润前列腺、后尿道、直肠时会出现相应症状。当肿瘤浸润输尿管引起梗阻时可引起肾积水、肾功能不全。

2. 实验室检查：膀胱癌患者其乳酸脱氢酶活性菌增高。癌胚抗原在膀胱癌患者尿中可升高，在尿中高于正常50％以上才具有临床意义，膀胱癌阳性率为62％，与肿瘤大小、病理分级呈正相关。

3. 影像学诊断

（1）腹部 B 超：经腹 B 超检查的诊断正确率与肿瘤的大小成正比，由于其方便无创的特点，可作为常规的筛选检查。

（2）尿路 X 线片和静脉肾盂造影：可作为常规诊断方法。静脉肾盂造影对膀胱早期肿瘤的诊断意义不大，无法清楚显示膀胱肿瘤，主要用于除外肾盂、输尿管原发性肿瘤，同时了解肾功能和上尿路梗阻情况。

（3）盆腔 CT 扫描：对向腔内生长的膀胱肿瘤和转移淋巴结 CT 检查的诊断率正确率在80％左右，有助于病变的分期。

（4）MRI 检查：通过分析膀胱壁的局部增厚以及与膀胱壁周围脂肪的关系，有助于疾病分期。

（5）其他：因膀胱癌出现骨转移常见，所以骨扫描很必要。

4. 内镜检查：对于高度怀疑患者应首先考虑膀胱镜检查，进行组织活检病理确诊。

5. 细胞、病理学检查：尿液细胞检查对于泌尿系上皮细胞肿瘤的诊断具有重要意义，可作为筛查膀胱肿瘤的早期诊断方法。

（三）膀胱癌的鉴别诊断和类证鉴别

1. 鉴别诊断：膀胱癌主要应与肾、输尿管肿瘤、膀胱结核、急性膀胱炎、膀胱结石等相鉴别。

2. 类证鉴别：本病可以同血淋、关格进行类证鉴别。

表 14-1　膀胱癌的类证鉴别

证候	说　　明
血淋	均可见血随尿而出，滴沥刺痛者为血淋。多见于泌尿系感染或结石
关格	两者均有小便不通的症状，关格常与呕吐并见，且多由癃闭、水肿等病症的晚期转化而来，病情更为严重而复杂

（四）膀胱癌的常见中医证型

膀胱癌临床常见湿热下注、瘀血内阻、阴虚火旺、脾肾亏虚等证型。可根据下表描述症状结合临床辨证。

表 14-2　膀胱癌的常见中医证型

证型	证　　候
湿热下注	小便短赤灼热，尿色紫红，伴尿痛、尿急、尿频或排尿不畅，下腹胀痛，下肢浮肿，腰酸，舌苔黄腻，脉弦数
瘀血内阻	尿血时多时少，小便涩痛，小腹疼痛，舌苔薄白，舌质紫暗，脉细弦涩
阴虚火旺	小便不爽，尿血色淡红，神疲，腰酸，五心烦热，形体消瘦，盗汗，舌苔薄黄，舌质红绛，脉细数
脾肾亏虚	无痛血尿，小便无力，腰酸膝软，小腹下坠，面色白，倦怠无力，头晕耳鸣，大便溏薄，舌质淡，舌苔薄白腻，脉沉细

（五）膀胱癌的中医治疗

1. 中医辨证论治：对于行手术、化疗（膀胱灌注）、放疗的膀胱癌患者，当发挥中医药扶正固本、辨证论治的优势开展中西医综合治疗，以起到减毒增效的目的。

对于无法采用西医治疗或选择单独中医药治疗的患者，当从整体观念出发,遵循辨证论治原则,并以清热利湿、活血化瘀、滋阴降火、健脾温肾为基本治疗原则。

表 14-3　膀胱癌的中医辨证论治

阶段	治疗方式	中医辨证	中医治则	参 考 用 药
早中期	手术后	气血两虚	补气养血、健脾补肾	十全大补汤加减:生黄芪 30 g,党参 12 g,白术 9 g,茯苓 15 g,当归 9 g,熟地 15 g,白芍 12 g,枸杞子 12 g,黄精 15 g,淫羊藿 12 g,仙鹤草 30 g,人参 6 g,甘草 3 g,陈皮 9 g
	术后灌注治疗(灌注期)	膀胱湿热	清热通淋	八正汤加减:车前子 15 g,萹蓄 9 g,瞿麦 9 g,生山栀 9 g,滑石 15 g,甘草 6 g,生大黄 3 g,白茅根 15 g,淡竹叶 3 g
	术后灌注治疗(间歇期)	瘀毒蕴结	清热解毒、散结通淋	龙蛇羊泉汤加减:龙葵 15 g,蛇莓 15 g,海金沙 15 g,土茯苓 15 g,灯心草 9 g,苦参 15 g,白茅根 15 g,白花蛇舌草 15 g,大青叶 15 g,蒲公英 15 g
晚期	单纯中医药	湿热下注	清热利湿	八正散合草薢分清饮加减:瞿麦 12 g,扁蓄 12 g,车前子 12 g(包煎),滑石 12 g,金钱草 30 g,山栀 9 g,制川军 12 g,甘草梢 3 g,灯心草 9 g,草薢 12 g,乌药 12 g
		瘀血内阻	活血化瘀、理气止痛	少腹逐瘀汤合失笑散加减:当归 12 g,赤芍 30 g,生蒲黄 12 g(包煎),炒五灵脂 9 g,延胡索 12 g,没药 9 g,炒小茴香 3 g,川芎 12 g,乌药 12 g,莪术 15 g,猪苓 15 g
		阴虚火旺	滋阴降火	知柏地黄丸加减:知母 12 g,黄柏 12 g,生地 30 g,丹皮 9 g,旱莲草 10 g,大小蓟各 15 g,炙龟板 12 g,牛膝 12 g,菟丝子 15 g,土茯苓 30 g,半枝莲 30 g,琥珀粉 2 g(吞服)
		脾肾亏虚	健脾温肾	补中益气汤合附桂八味丸加减:炙黄芪 30 g,党参 30 g,白术 12 g,茯苓 12 g,升麻 6 g,柴胡 9 g,菟丝子 30 g,补骨脂 12 g,熟附块 12 g,生熟地各 12 g,山药 12 g,鹿角片 12 g;下肢浮肿加泽泻 30 g,牛膝 12 g,车前子 12 g(包煎)

2. **中医外治**：中医外治具有优势。在中医内服的基础上，可选用一定的中医外治方法配合治疗，尤其对于膀胱癌术后形成窦道的患者，使用外治法。

表 14-4　膀胱癌的中医外治

适应证	推荐用药及用法
膀胱癌术后形成窦道	方药：熟石膏、黄柏、炉甘石、苍术、地榆、防风、郁金、木瓜、白及、珍珠粉 用法：以上药物共研细末，水调为膏。敷于局部，并内服扶正之剂

3. **针灸治疗**：常用穴位肾俞、命门、三阴交、阴陵泉、阿是穴，每次取穴 3～5 个。

表 14-5　膀胱癌的针灸治疗

适应证	推荐取穴和针刺方法
小便淋涩灼痛、尿血者	取穴：肾俞、命门、三阴交、阴陵泉、阿是穴等穴 方法：每次取穴 3～5 个，用泻法，每日 1 次，10 次为一疗程

（六）预后转归

早期膀胱癌手术切除后预后良好，晚期发生转移，预后欠佳。

第十五章

前 列 腺 癌

一、实训目的

（一）掌握前列腺癌的定义，前列腺癌的辨证要点、治疗要点和基本辨证分析及治疗；

（二）熟悉前列腺癌的病因病机、病理因素，类证鉴别；

（三）了解前列腺癌的演变与预后。

实训案例

患者陈某，男，69岁，因"尿频伴下腹部酸胀感"就诊于我院门诊。患者2017年12月无明显诱因下出现肉眼血尿，腰骶部疼痛，未予重视。后疼痛逐渐加重并于2018年1月出现尿频，尿急，排尿不畅，伴有夜尿增多，每晚3次，无尿痛，血尿，患者遂至上海市同济医院泌尿科就诊查血清PSA 461.4 ng/ml，2018年2月24日行前列腺穿刺活检病理提示前列腺癌。腹部CT示腹膜后，盆腔及两侧腹股沟区多发占位，包绕腹主动脉；两侧肾动脉及髂血管，考虑淋巴瘤。患者于2018年3月7日在同济医院行唑来膦酸抗骨转移治疗同时予抑那通内分泌治疗，并于3月8日，3月28日，4月18日予多西他赛注射液G2(120 mg)化疗，化疗后无明显骨髓抑制。2019年1月起外院口服阿比特龙内分泌治疗。为进一步治疗，患者于2019年12月15日来我院肿瘤科门诊行中医药治疗，就诊时患者神清，略感乏力，下腹部酸胀感，偶感腰背部酸痛，时有耳鸣，潮热盗汗，烦躁，无腹痛，胃纳可，大便干结，尿频，小便色清，寐差，舌淡红苔少脉细。

针对这名患者，我们怎样进行中医诊断和治疗？怎样开处方？请尝试给该患者制定治疗方案，给予处方用药。如果无从下手，请阅读"实训参考"帮助你进行处方用药。参考用药及按语可见后附。

二、实训参考

（一）概述

前列腺癌是男性生殖系统最常见的恶性肿瘤。前列腺癌是指发生在前列腺的上皮性恶性肿瘤。前列腺癌病理类型上包括腺癌（腺泡腺癌）、导管腺癌、尿路上皮癌、鳞状细胞癌、腺鳞癌。其中前列腺腺癌占95%以上，因此，通常我们所说的前列腺癌就是指前列腺腺癌。前列腺癌常易发生骨转移，引起骨痛或病理性骨折、截瘫。

根据前列腺癌的主要临床症状，中医一般将其归为"劳淋""癃闭""血淋"等疾病范畴。年迈体弱，或七情乖戾，或房事不节，或过食肥甘等，导致正气亏虚、脏腑失调，痰、湿、瘀、毒等内生，正虚邪进，痰浊结聚、邪毒壅积于下焦，致痰凝毒聚，相互交结而发为本病。前列腺癌在脏主要责之于肾与膀胱。其致病机理或由于湿热内聚，或瘀血内停，或疫毒凝结，或年老肾衰等。中晚期前列腺癌，癌肿耗散正气，病及其他脏腑，本虚而标实，本虚为脾肾两虚，标实以湿、痰、瘀、毒等兼夹为多见。

（二）诊断依据

1. 临床表现：前列腺癌早期常无症状，随着肿瘤的发展，前列腺癌引起的症状可概括为两大类。

（1）压迫症状：逐渐增大的前列腺腺体压迫尿道可引起进行性排尿困难，表现为尿线细、射程短、尿流缓慢、尿流中断、尿后滴沥、排尿不尽、排尿费力，此外，还有尿频、尿急、夜尿增多、甚至尿失禁。肿瘤压迫直肠可引起大便困难或肠梗阻，也可压迫输精管引起射精缺乏，压迫神经引起会阴部疼痛，并可向坐骨神经放射。

（2）转移症状：前列腺癌可侵及膀胱、精囊、血管神经束，引起血尿、血精、阳痿。盆腔淋巴结转移可引起双下肢水肿。前列腺癌常易发生骨转移，引起骨痛或病理性骨折、截瘫。前列腺癌也可侵及骨髓引起贫血或全血象减少。

2. 实验室检查：血清PSA是前列腺癌的特异性标志物，对早期没有症状的前列腺癌的诊断很有意义。血清 PSA 小于 4.0 ng/ml 为正常，PSA 大于 10 ng/ml 则患前列腺癌的危险性增加。

3. 病理学诊断：前列腺癌的恶性程度可通过组织学分级进行评估，最常用的是 Gleason 评分系统，依据前列腺癌组织中主要结构区和次要结构区的评分之和将前列腺癌的恶性程度划分为 2～10 分，分化最好的是 1+1=2 分，最差的是 5+5=10 分。

4. 影像学诊断：CT 检查可确定前列腺癌的浸润程度。磁共振成像（MRI）检查可显示前列腺及周围组织的病变程度。CT 对诊断早期前列腺癌的敏感性低于 MRI。因前列腺癌骨转移率较高，在决定治疗方案前通常还要进行核素骨扫描（ECT）检查。

5. 直肠指检：直肠指检能早期诊断前列腺癌，方法简便，在癌体尚小时就有可能发现。前列腺内任何部位硬度增高并伴有坚实的边界，就有癌变的可能。有症状者或晚期前列腺癌往往可触及肿大、坚硬并且位置固定的结节状病灶，表面高低不平、中央沟消失或侵犯肠壁。

（三）前列腺癌的鉴别诊断和类证鉴别

1. 鉴别诊断：本病应和前列腺增生、前列腺结石及前列腺炎相鉴别。

2. 类证鉴别：本病可以同关格、尿浊进行类证鉴别。

表 15-1　前列腺癌的类证鉴别

证候	说　　明
关格	常见小便不通与呕吐并见的病症，常伴有皮肤瘙痒，口中尿味，四肢抽搐，甚或昏迷等症状
尿浊	常见小便混浊，或如泔浆，但尿浊证排尿时无疼痛带涩感，尿出自如

（四）前列腺癌的常见中医证型

前列腺癌临床常见湿热下注、痰瘀闭阻、肝肾阴虚、气血两虚等证型。可根据下表描述症状结合临床辨证。

表 15-2　前列腺癌的常见中医证型

证型	证　　候
湿热下注	小便不畅，滴沥不通或成癃闭，偶有血尿，口苦口黏，渴而不欲饮，时有发热起伏，腰痛不适，小腹胀满，会阴部胀痛，拒按。舌质红，苔黄腻，脉滑数

(续表)

证型	证候
痰瘀闭阻	小便点滴而下,尿如细线,或时而通常,时而阻塞不通,少腹胀满疼痛,或少腹积块,尿血色紫暗有块,伴腰背、会阴疼痛,行动艰难,烦躁不安。舌质紫暗或有瘀点,苔薄,脉涩或细数
肝肾阴虚	排尿困难,尿流变细,排尿疼痛,进行性加重,时有血尿,可有腰骶部及下腹部疼痛,头晕耳鸣,口干心烦,失眠盗汗,大便干燥。舌质红,苔少,脉细数
气血两虚	小便不通或点滴不爽,排尿乏力,尿流渐细,少气懒言,神疲乏力,自汗,眩晕,腰膝冷痛,下肢酸软,畏寒肢冷,喜温喜按,大便溏泄,面色淡白或萎黄。舌淡,苔薄白,脉细弱

(五) 前列腺癌的中医治疗

1. 中医辨证论治:前列腺癌多发于老年男性,肾精不足、肾气亏虚是老年男性的生理特征。一般认为,癌症早期当以祛邪为主,中期攻补兼施,晚期重在扶正。根据前列腺癌的病机转变及证情的虚实变化,早期邪毒蕴积,治以清热解毒为主;中期痰瘀互结,治以化痰软坚,祛瘀散结;晚期正气消残,气血阴阳皆虚,治以补益气血,滋阴和阳。对于接受不同西医治疗手段的患者,又当根据邪正盛衰的情况辨证施治。

表 15-3　前列腺癌的中医辨证论治

阶段	治疗方式	中医辨证	中医治则	参 考 用 药
早中期	手术后	气血两虚	益气养血、利水渗湿	十全大补汤加减:党参 6 g,白术 9 g,白芍 9 g,白茯苓 9 g,黄芪 12 g,川芎 6 g,生熟地各 12 g,当归 9 g,肉桂 3 g,甘草 3 g
晚期	内分泌治疗期	(肺脾)气阴两虚	益气养阴、补益脾肺	黄芪 30 g,太子参 15 g,麦冬 15 g,浮小麦 15 g,白术 15 g,半枝莲 15 g,泽兰 15 g,炙甘草 6 g
	放疗后	阴虚内热	清热解毒、凉血散瘀	犀角地黄汤加减:水牛角 30 g,生地黄 15 g,赤芍 9 g,牡丹皮 9 g,山茱萸 15 g,鳖甲 15 g,女贞子 15 g
	单纯中医药	湿热下注	解毒清热、利湿散结	八正散加减:瞿麦 9 g,萹蓄 9 g,车前子 15 g,滑石 12 g,栀子 9 g,大黄 6 g,甘草梢 6 g,半枝莲 15 g,半边莲 9 g,白花蛇舌草 15 g

（续表）

阶段	治疗方式	中医辨证	中医治则	参 考 用 药
晚期	单纯中医药	痰瘀闭阻	化瘀散结、活血止痛	以桃仁红花煎为主方加减：桃仁 9 g，红花 6 g，当归 9 g，白芍 9 g，生地 12 g，川芎 9 g，丹参 12 g，香附 9 g，青皮 6 g，穿山甲 6 g，延胡索 9 g
		肝肾阴虚	滋养肝肾、解毒散结	六味地黄丸合左归丸加减：熟地黄 18 g，山茱萸 9 g，牡丹皮 6 g，山药 9 g，茯苓 6 g，泽泻 6 g，枸杞 9 g，牛膝 9 g，鹿角胶 9 g，龟板胶 9 g，白花蛇舌草 15 g，半枝莲 15 g，半边莲 9 g
		气血两虚	益气养血、利水渗湿	十全大补汤加减：党参 6 g，白术 9 g，白芍 9 g，白茯苓 9 g，黄芪 12 g，川芎 6 g，生熟地各 12 g，当归 9 g，肉桂 3 g，甘草 3 g

2. **中医外治**：中医外治具有优势。在中医内服的基础上，可选用一定的中医外治方法配合治疗。

表 15－4　前列腺癌的中医外治

适应证	推荐用药及用法
前列腺癌引起小便闭，少腹痛	方药：瓦松适量 用法：捣烂为泥，贴脐，外用热敷
前列腺癌尿频尿急尿痛者	方药：山慈菇 30 g，夏枯草 30 g，莪术 30 g，虎杖 30 g，吴茱萸 15 g 用法：煎成 1 500 ml，待温度到 40 ℃，保留灌肠，每日 1 次

3. **针灸治疗**：常用穴位肾俞、膀胱俞、中极、三阴交、关元、京门、血海、委中、承山、阴陵泉。根据病情选取穴位，提插补泻，也可配合电针加强刺激增强疗效。

表 15－5　前列腺癌的针灸治疗

适应证	推荐取穴和针刺方法
小便淋漓不畅或癃闭者	取穴：实证者选用肾俞、膀胱俞、中极、三阴交等穴位；虚证者选用肾俞、关元、中极、膀胱俞等穴位 方法：实证选取中弱刺激，留针 15 分钟，间歇运针，每日 1 次，10 次为 1 疗程；虚证选取轻刺激，再用艾条灸，并针足三里

（续表）

适应证	推荐取穴和针刺方法
小便灼热或血尿者	取穴：选用肾俞、京门、血海、委中、中极等穴位 方法：肾俞、京门用平补平泻，余穴均用泻法。留针 15 分钟，每日 1 次，10 次为 1 疗程
小便疼痛及少腹疼痛者	取穴：选用肾俞、足三里、三阴交、膀胱俞、关元俞、委中、承山、阴陵泉、中极、关元等穴位 方法：轻刺激，留针 15 分钟。每日 1 次，10 次为 1 疗程。正虚者可于针后加艾柱 1～5 壮（艾条灸 5～15 分钟）

（六）预后转归

前列腺癌早期当以祛邪为主，中期攻补兼施，晚期重在扶正。对于接受不同西医治疗手段的患者，又当根据邪正盛衰的情况辨证施治。确诊患者中晚期患者的比例更高、基数更大，发现时肿瘤多数已经局部或远处转移，肿瘤进入晚期。抗雄激素治疗（去除雄激素或者雄激素受体的拮抗剂）是主要治疗方法之一，经抗雄治疗后大部分患者病情可获得好转，然而，在经过中位时间为 18～24 个月后，几乎所有患者都会转变为去势抵抗性前列腺癌，其治疗是目前全球公认的难点，预后不良。

第十六章

子宫内膜癌

一、实训目的

（一）掌握子宫内膜癌的定义，子宫内膜癌的辨证要点、治疗要点和基本辨证分析及治疗；

（二）熟悉子宫内膜癌的病因病机、病理因素，类证鉴别；

（三）了解肺癌的演变与预后。

❖ 实训案例

患者韩某，女，61岁。2018年9月5日初诊。患者2017年9月因"下腹部隐痛1月"至当地医院就诊，彩超检查提示子宫实性占位性病变，考虑子宫肌瘤，建议手术，10月因腹痛加重，至某医院行PET-CT检查示宫腔内肿块影，FDG摄取增高，考虑为子宫内膜癌可能大；右侧髂血管旁淋巴肿大。即行筋膜外全子宫＋双侧附件切除＋阴道残端悬吊＋盆腔粘连松解术，术后病理示子宫内膜样腺癌Ⅱ～Ⅲ级，浸润深度＜1/2肌层，肌壁脉管内见癌栓；左、右输卵管脉管内见癌栓。术后行TC方案（紫杉醇＋卡铂）化疗共6疗程，其间无明显骨髓抑制和消化道不良反应。2018年3月行放疗30次，放疗期间出现Ⅰ度腹泻。刻诊患者感乏力，右下腹疼痛，痛有定处，无阴道出血，胃纳欠佳，二便调，夜寐可。舌质暗有瘀斑，苔薄，脉弦涩。

针对这名患者，我们怎样进行中医诊断和治疗？怎样开处方？请尝试给该患者制定治疗方案，给予处方用药。如果无从下手，请阅读"实训参考"帮助你进行处方用药。参考用药及按语可见后附。

二、实训参考

（一）概述

子宫内膜癌又称宫体癌,是起源于子宫内膜上皮的恶性肿瘤,根据子宫内膜癌的组织学特点可分为子宫内膜样癌、浆液性癌、黏液性癌、透明细胞癌、神经内分泌肿瘤、混合细胞腺癌、未分化癌和去分化癌等七型。子宫内膜癌的主要转移途径为直接蔓延和淋巴转移,晚期可出现血行转移。

古代医籍无子宫内膜癌这一病名记载,根据其好发于绝经后妇女,以阴道异常出血为主症的表现,子宫内膜癌中医属于"崩漏""五色带""石瘕"等范畴。子宫内膜癌的发生是一个正邪斗争终致正虚邪实的渐变过程。或因年老体衰、肾精亏损、冲任失养,或因情志不遂、肝郁化火、火热损伤冲任,或因痰浊湿热瘀毒蕴结胞宫、阻塞经脉、损伤冲任,日久成积,暗耗气血,败损脏腑,治疗不及时,则气、湿、瘀内阻,积久成毒,进一步发展为癌毒。其基本病机为正气内虚,气滞、血瘀、痰湿等相互纠结,日久积滞而成。

（二）诊断依据

1. 临床表现:绝经前妇女则主要表现为月经周期紊乱、月经周期阴道出血,绝经后妇女出现持续性或间断性阴道出血。少数患者以白带异常为首发症状,初期可能仅有少量血性白带;后期发生感染、坏死,则有大量恶臭脓血性液体排出。病变在子宫下段或侵犯及颈管时,可能因引流不畅形成宫腔积血发生疼痛。或晚期患者因肿瘤压迫神经引起下腹、腰骶部持续疼痛。

2. **实验室检查**

（1）肿瘤标志物:子宫内膜癌还没有已知敏感的肿瘤标志物可用于诊断与随访。对于有子宫外病变的患者,较敏感的是血清 CA125,有助于监测临床治疗效果。腹膜炎症、放射损伤的患者或者有胸腔积液的患者 CA125 可能会异常升高,而阴道孤立转移的患者 CA125 并不升高,因此在缺乏其他临床发现的时候不能预测复发。

（2）雌、孕激素受体(ER 和 PR)检查:采用免疫组化法检测雌、孕激素受体蛋白的情况,可以预测对内分泌治疗的疗效,并可作为判定预后的指标。

3. **影像学检查**:腹部 CT 和盆腔 MRI 用于了解宫腔、宫颈病变及腹盆腔其他器官受累、转移情况。胸部 X 线或 CT 主要用于排除肺转移。PET/CT 可有助于确定其他部位是否扩散以及临床分期。对于保留生育功能的患者,胸、腹部 CT 检查可排除可疑病灶,盆腔 MRI 检查,可确定子宫肌层有无浸润。有条件者,PET/CT 检查远处转移病灶亦可作为必要选择。

4. 内镜检查:对有持续或者反复的未明确内膜病变的阴道流血者,宫腔镜辅助检查有助于判断子宫内膜病变的性质。宫腔镜可以直视观察宫颈管及宫腔情况,特别是宫角部分及小病灶,在直视下准确采取可疑内膜组织进行活检,可提高诊断准确性,避免常规诊刮的损伤和漏诊。

5. 病理检查:内膜活检是子宫内膜癌明确诊断的必要方法。鉴于子宫内膜活检有约 10% 的假阴性,如果高度怀疑子宫内膜癌或具有典型症状,子宫内膜活检阴性者应在麻醉下再次对宫颈管、子宫底部和角部、峡部子宫腔分步进行刮宫,刮取其内膜组织作病理学检查,以减少漏诊。

(三)子宫内膜癌的鉴别诊断和类证鉴别

1. 鉴别诊断:本病应与子宫内膜不典型增生、子宫内膜增生和息肉、子宫肌瘤、子宫颈癌和原发性输卵管癌等相鉴别。

2. 类证鉴别:本病可以同经间期出血、经漏进行类证鉴别。

表 16-1　子宫内膜癌的类证鉴别

证候	说　明
经间期出血	月经周期正常,在两次月经之间出现周期性出血,一般持续 3～7 天,能自行停止。赤带者,其出现无周期性,且月经周期正常
经漏	经血非时而下,淋漓不尽,无正常月经周期可言。而赤带者,月经周期正常

(四)子宫内膜癌的常见中医证型

子宫内膜癌临床常见冲任失调、下焦湿热、气滞血瘀等证型,可根据下表描述症状结合临床辨证。

表 16-2　子宫内膜癌的常见中医证型

证型	证　候
冲任失调	少腹胀满,经事不调,阴道不规则出血,经量增多或时间延长,面色不华,舌质淡舌体胖,脉细

(续表)

证型	证 候
下焦湿热	少腹不舒,带下绵绵,色黄腥臭,或有色带,腰膝酸软,苔薄黄,脉濡滑
气滞血瘀	少腹胀满,时缓时急,甚则疼痛,痛有定处,钝痛或锐痛,苔薄舌紫边有瘀斑或斑点,脉弦涩

(五) 子宫内膜癌的中医治疗

1. 中医辨证论治:中医药治疗可以贯穿西医治疗的所有阶段。在西医无法进一步治疗的情况下,可以进行单独中医药治疗。对于行手术、化疗、放疗的子宫内膜癌患者,当发挥中医药扶正固本、辨证论治的优势开展中西医综合治疗,以起到减毒增效的目的。对于无法采用西医治疗或选择单独中医药治疗的患者,当从整体观念出发,遵循辨证论治原则,并根据子宫内膜癌患者所表现出的不同证型,采用疏肝理气、调理冲任、清利湿热、解毒散结、理气散结、活血化瘀等治则。

表 16-3　子宫内膜癌的中医辨证论治

阶段	治疗方式	中医辨证	中医治则	参 考 用 药
早中期	手术后	脾虚湿热	健脾祛湿、清热散结	肿瘤科经验方宫体 1 号方加减:白花蛇舌草 30 g,半枝莲 30 g,薏米仁 30 g,蒲公英 30 g,冬瓜子 20 g,槐花 15 g,山慈菇 15 g,莪术 15 g,旱莲草 15 g,丹参 15 g,淮山药 15 g,水蛭 12 g
		湿热瘀毒	清热利湿、活血祛瘀	肿瘤科经验方宫体 2 号方加减:苍术 10 g,黄柏 10 g,丹皮 10 g,桃仁 10 g,玄参 20 g,郁金 20 g,牡蛎 30 g,地榆 15 g,夏枯草 15 g,白花蛇舌草 30 g,天花粉 15 g,刺猬皮 12 g,生地黄 12 g,生黄芪 12 g
	术后绝经综合征中医治疗	肝肾亏虚、心脾不足	补肾清心、调肝健脾	青蒿鳖甲汤合知柏地黄汤加减:青蒿 15 g,鳖甲 15 g,熟地黄 15 g,柴胡 10 g,山茱萸 10 g,山药 18 g,牡丹皮 10 g,泽泻 10 g,知母 10 g,酸枣仁 10 g;或可选用清水滋肝汤加减:生地黄 10 g,山药 10 g,茯苓 10 g,山茱萸 10 g,牡丹皮 10 g,泽泻 10 g,白芍 10 g,当归 10 g,酸枣仁 10 g,焦栀子 10 g,柴胡 6 g

（续表）

阶段	治疗方式	中医辨证	中医治则	参 考 用 药
晚期	单纯中医药	冲任失调	疏肝理气、调理冲任	柴胡疏肝散合十全大补汤加减：柴胡9g，当归9g，生地12g，白芍12g，黄芪15g，党参12g，白术12g，茯苓12g，鹿角片9g，山慈菇9g，半枝莲15g
		下焦湿热	清利湿热、解毒散结	二妙丸合消瘰丸加味：苍术12g，黄柏12g，牛膝12g，玄参15g，夏枯草15g，生牡蛎30g，生地榆15g，白花蛇舌草30g，浙贝母12g，半枝莲15g，车前草12g
		气滞血瘀	理气散结、活血化瘀	膈下逐瘀汤加味：当归12g，生地12g，三棱12g，莪术30g，天花粉15g，川楝子12g，延胡索12g，赤芍15g，台乌药12g，生牡蛎30g，郁金12g

2. 中医外治：中医外治具有优势。在中医内服的基础上，可选用一定的中医外治方法配合治疗。

表 16-4　子宫内膜癌的中医外治

适应证	推荐用药及用法
子宫内膜癌术后胃肠功能低下	益气通腑灌肠方 方药：生大黄30g，厚朴30g，枳实30g，芒硝30g，莱菔子30g，黄芪60g，当归15g 功效：健脾益气，理气通腑 用法：将上药混合后煎制成800ml的汤剂，术前保留灌肠

3. 针灸治疗：取穴原则以冲任脉、肝、脾、肾经为主，根据病情选取穴位，提插补泻，也可配合电针加强刺激增强疗效。

表 16-5　子宫内膜癌的针灸治疗

适应证	推荐取穴和针刺方法
月经周期紊乱	取穴：脾俞、肾俞、三阴交、隐白、涌泉、气海、关元及耳穴内分泌、神门等 方法：虚者针用补法；实者针用平补平泻法

（六）预后转归

子宫内膜癌总属本虚标实,初期邪盛而正虚不显,随病情发展则邪愈盛而正愈虚,最终发展为以肾、肝、脾三脏受损为主的复杂病变。早期以清热利湿,行气活血,兼以扶正固本调理脾肝肾三脏,固护冲任;晚期宜扶正为主,兼祛邪抑瘤,改变患者的虚弱状态,更可以零毒抑瘤为主,诱导细胞的分化和凋亡,使抑瘤而不伤正。治疗以手术为主,中西医结合,预后较佳。

第十七章

卵 巢 癌

（一）掌握卵巢癌的定义，卵巢癌的辨证要点、治疗要点和基本辨证分析及治疗；

（二）熟悉卵巢癌的病因病机、病理因素，类证鉴别；

（三）了解卵巢癌的演变与预后。

❖ 实训案例

患者胡某，女，59 岁，卵巢癌Ⅲ期术后，术后曾腹腔内注射顺铂，畏冷，腰膝酸软，胃纳可，小便短少，下腹部疼痛呈发作性，多梦，双下肢浮肿明显。舌淡红苔薄，脉细沉。

针对这名患者我们怎样进行中医诊断和治疗？怎样开处方？请尝试给该患者制定治疗方案，给予处方用药。如果无从下手，请阅读"实训参考"帮助你进行处方用药。参考用药及按语可见后附。

二、实训参考

（一）概述

卵巢癌是来自卵巢上皮，生殖细胞，性腺间质及非特异性间质的原发恶性肿瘤，其中上皮型占卵巢癌的 90%。卵巢癌的扩散有局部扩散、腹腔种植、淋巴转移与血行转移等途径，其中以腹腔种植和淋巴转移最为常见。

在中医古代文献中没有卵巢癌的病名，根据本病的症状表现，卵巢癌属于"癥瘕""积聚"等范畴。古代对于癥瘕的临床表现描述与现代卵巢癌表现相符。卵巢癌的发生是由于寒温失节、先天禀赋不足，外邪内侵，饮食内伤，情志失调等导致脏腑功能失调，气机紊乱，血行瘀滞，有形之邪阻于冲任督带，结聚胞宫而成。病位在胞宫，与肝脾肾三脏、冲任督带四脉关系密切，是全身属虚，局部属实的疾病。

（二）诊断依据

1. **临床表现**：早期多无症状，发病隐匿，患者出现腹胀、腹部肿块、腹水以及消化道等症状时卵巢癌往往已经是晚期。部分患者可出现消瘦、贫血等恶病质表现。若是功能性肿瘤，可引起雌激素或雄激素过多的症状，如功能失调性子宫出血、绝经后阴道出血或男性化。三合诊检查可在直肠子宫陷凹处触及硬结节或肿块，常伴有腹腔积液。有时可在腹股沟、腋下或锁骨上触及肿大淋巴结。

2. **实验室检查**：血清肿瘤标志物检测对卵巢诊断有重要参考价值。CA125 在临床上一般运用于病情的检测和疗效的评估。AFP 是检测卵巢生殖细胞肿瘤的重要指标，也可作为生殖细胞肿瘤治疗前后及随访的重要标志物。HCG 对非妊娠性卵巢绒癌有特异性。HE4 是继 CA125 后被高度认可的卵巢上皮性癌肿瘤标志物，目前推荐其与 CA125 联合应用来诊断盆腔肿块的良、恶性。

3. **影像学检查**：超声检查可判断肿瘤的大小、囊性或实性、肿瘤与子宫的关系及有无腹水等。彩色多普勒超声扫描可测定卵巢及其新生组织血流变化，对于判断肿瘤的良恶性有重要参考价值。CT 可判断周围侵犯及远处转移情况。MRI 可较好显示肿块与周围的关系，有利于病灶定位及病灶与相邻结构关系的确定。PET 或 PET/CT 对卵巢肿瘤的敏感性和特异性均不高，一般不推荐用于初次诊断。

4. **病理检查**：细胞病理学检查包括腹水细胞学、阴道后穹隆洗液细胞学及细针穿刺抽吸（FNA）细胞学检查等。行腹腔镜检查或破腹探查时，对盆腔肿块或可疑部位可取样活检。

（三）卵巢癌的鉴别诊断和类证鉴别

1. **鉴别诊断**：本病应与各种良、恶性疾病相鉴别。良性疾病包括卵巢良性肿瘤、子宫内膜异位症、盆腔炎性包块、结核性腹膜炎，恶性疾病包括肝硬化腹水、转移性卵巢癌。

2. 类证鉴别：卵巢癌晚期多出现腹痛，应与内科不同疾病的腹痛相鉴别。

表 17-1　卵巢癌的类证鉴别

证候	说　明
腹痛	卵巢癌晚期多出现腹痛，根据临床表现，不难与内科不同疾病的腹痛相鉴别

（四）卵巢癌的常见中医证型

卵巢癌临床常见气滞血瘀、痰湿凝聚、湿热瘀毒、气血亏虚、水湿停聚等证型。可根据下表描述症状结合临床辨证。

表 17-2　卵巢癌的常见中医证型

证型	证　候
气滞血瘀	面色晦暗，形体消瘦，肌肤甲错，少腹胀痛，神疲乏力，腹部包块坚硬固定，舌紫暗或有瘀点，脉细或涩
痰湿凝聚	形体肥胖，乏力肢肿，胸闷腹满，月经不调，腹部肿块，带下量多，舌体胖，边有齿痕，苔白腻，脉濡缓或滑
湿热瘀毒	身重困倦，腹胀有块，口干口苦不欲饮，尿黄灼热，大便干或腹泻，肛门灼热，舌红，苔厚腻，脉弦滑或濡数
气血亏虚	腹痛绵绵，少腹有包块，面色少华或无华，精神萎靡，心悸气短，头晕目眩，消瘦纳呆，舌质淡，苔薄白，脉细弱
水湿停聚	腹大胀满，入夜尤甚，面色苍白或苍黄，脘闷纳呆，神疲懒言，肢冷或下肢浮肿，小便短少，大便稀溏，舌淡暗或淡紫，胖大有齿痕，苔白水滑，脉沉细无力

（五）卵巢癌的中医治疗

1. 中医辨证论治：中医药治疗可以贯穿西医治疗的所有阶段。在西医无法进一步治疗的情况下，可以单独运用中医药治疗。对于行手术、化疗、放疗的卵巢癌患者，当发挥中医药扶正固本、辨证论治的优势开展中西医综合治疗，以起到减毒增效的目的。对于无法采用西医治疗或选择单独中医药治疗的患者，当从整体观念出发，遵循辨证论治原则，卵巢癌初期应以理气活血、化痰祛湿、清热解毒为治疗原则，卵巢癌晚期则以益气补血、健脾肾利水湿为治疗原则。

表 17-3　卵巢癌的中医辨证论治

阶段	治疗方式	中医辨证	中医治则	参 考 用 药
早中期	手术后	湿热瘀毒	清热解毒、活血化瘀	湿热瘀毒型卵巢癌可用经验方白龙煎：白毛藤、龙葵、马鞭草、蛇莓各37.5 g
晚期	单纯中医药	气滞血瘀	行气活血、软坚散结	膈下逐瘀汤加减：当归9 g,桃仁9 g,炙甘草9 g,红花9 g,川芎6 g,牡丹皮9 g,乌药6 g,五灵脂9 g,蜀羊泉15 g,白花蛇舌草15 g,蛇莓15 g
		痰湿凝聚	化痰除湿、行气散结	二陈汤加减：制半夏9 g,陈皮9 g,白茯苓9 g,炙甘草9 g,胆南星9 g,莪术9 g,三棱9 g,山慈菇9 g,蜀羊泉15 g,白花蛇舌草15 g,蛇莓15 g
		湿热瘀毒	清热化湿、解毒散结	四妙丸加减：苍术9 g,薏苡仁15 g,怀牛膝9 g,黄柏9 g,火麻仁30 g,制大黄9 g,蜀羊泉15 g,白花蛇舌草15 g,蛇莓15 g
		气血亏虚	益气健脾、滋阴补血	八珍汤加减：党参15 g,白术12 g,白茯苓9 g,炙甘草9 g当归9 g,熟地15 g,白芍9 g,川芎9 g,鸡血藤15 g,穿山甲6 g,蜀羊泉15 g,白花蛇舌草15 g,蛇莓15 g
		水湿停聚	补肾健脾、利水渗湿	济生肾气丸加减：制附子6 g,白茯苓15 g,泽泻15 g,山茱萸15 g,山药15 g,车前子15 g,牡丹皮15 g,桂枝9 g,熟地15 g,猪苓15 g,冬瓜皮15 g,路路通15 g,蜀羊泉15 g,白花蛇舌草15 g,蛇莓15 g

2. **中医外治**：在中医内服的基础上,可选用一定的中医外治方法配合治疗。

表 17-4　卵巢癌的中医外治

适应证	推荐用药及用法
癌性腹水	腹水方(李雁-上海市中医医院肿瘤科) 方药：黄芪12 g,莪术12 g,薄荷2 g,猪苓6 g,防己6 g,桃仁9 g,薏苡仁12 g,桂枝6 g,牵牛子9 g,大黄12 g

（续表）

适应证	推荐用药及用法
	功效：益气通阳，化瘀逐水 用法：研磨成粉末，加入醋（皮肤条件差的患者加入水），以脐部为中心，外敷于腹部，4 小时/天。注意观察皮肤有无红肿、溃破

3. 针灸治疗：取穴原则以取任脉、带脉和足太阴经穴为主，根据病情选取穴位，提插补泻，也可配合电针加强刺激增强疗效。

表 17－5 卵巢癌的针灸治疗

适应证	推荐取穴和针刺方法
卵巢癌晚期腹痛	取穴：带脉，白环俞，气海，三阴交 随证配穴：湿热：行间，阴陵泉；寒湿：关元，足三里 用法：湿热，针用泻法，不灸；寒湿，针用平补平泻法，多灸

（六）预后转归

卵巢癌临床早期无症状，难以早期发现，总体预后较差，易于转移和复发。目前以综合治疗为主，中医药治疗是其治疗手段之一，中医药可以解决手术、放疗、化疗难以解决的问题。应用中医药扶正祛邪辨证论治，可以减轻症状，延长生存期，提高生活质量。

第十八章

子 宫 颈 癌

一、实训目的

（一）掌握子宫颈癌的定义，子宫颈癌的辨证要点、治疗要点和基本辨证分析及治疗；

（二）熟悉子宫颈癌的病因病机、病理因素，类证鉴别；

（三）了解子宫颈癌的演变与预后。

实训案例

患者丁某，女，51岁，子宫颈癌1B1期术后4月余，自觉神疲乏力，畏冷，易汗出，时有眩晕，夜寐欠安。舌红苔薄，脉细。

针对这名患者，我们怎样进行中医诊断和治疗？怎样开处方？请尝试给该患者制定治疗方案，给予处方用药。如果无从下手，请阅读"实训参考"帮助你进行处方用药。参考用药及按语可见后附。

二、实训参考

（一）概述

子宫颈癌是指来自宫颈上皮的恶性肿瘤，其主要的组织学类型为鳞状细胞浸润癌、腺癌和腺鳞癌，其中鳞状细胞浸润癌最为多见。子宫颈癌的转移途径有直接蔓延、淋巴转移和血行转移三种，其中以直接蔓延最为常见。

中医妇科无"子宫颈癌"的病名记载，由于子宫颈癌的临床表现中多有带下增多，色、质、气味异常等改变，在医籍中可见于"带下病"中。本病以正虚而冲任失调为本,多因七情所伤,肝郁气滞,加之早婚多产,房事不节等,日久湿毒积聚而成。初期邪毒外侵或肝郁气滞、肝脾失调,使湿热内生,进而湿热蕴积、血瘀毒聚发为本病;如果病情进一步发展,邪毒损伤正气,病机由实转虚,则多致脾肾亏虚。

(二)诊断依据

1. 临床表现:早期即原位癌时无临床症状,病变进展后出现白带增多、阴道出血、组织浸润及压迫症状等。子宫颈癌向前浸润膀胱可引起尿频、尿痛、脓血尿等;向后压迫结直肠可引起便秘,浸润直肠可引起便血。浸润或转移后压迫盆腔内神经可引起下腹部、腰骶部或坐骨神经痛。晚期患者可出现腹股沟淋巴结肿大和会阴部肿块等。

2. 实验室检查

(1)人乳头瘤病毒(HPV)检查:HPV感染是子宫颈癌的主要原因,因此HPV高危型检测是目前筛查子宫颈癌的常用手段。HPV16和HPV18亚型在子宫颈癌中较为常见。

(2)肿瘤标记物检查:血清总唾液酸(TSA)阳性率很高,乳酸脱氢酶(LDH)、鳞状细胞癌抗原(SCC)阳性率较高,癌胚抗原(CEA)阳性率偏低。

3. 影像学检查:静脉肾盂造影用于了解输尿管下段有无肿瘤组织压迫或侵犯。CT和MRI可用于了解子宫颈癌有无转移的情况。

4. 内镜检查:阴道镜可观察宫颈血管及组织变化。中、晚期子宫颈癌伴有泌尿系统症状时应行膀胱镜检查,可正确评估膀胱黏膜和肌层有无累及。直肠或结肠镜适用于有下消化道出血症状和疑有直肠、结肠侵犯者。

5. 病理检查:宫颈活检及宫颈管刮取术是明确和早期诊断子宫颈癌的主要手段。中、晚期病例能直接取得肿瘤组织。

(三)子宫颈癌的鉴别诊断和类证鉴别

1. 鉴别诊断:本病应与宫颈糜烂、宫颈息肉、宫颈结核及宫颈乳头状瘤相鉴别。

2. 类证鉴别:本病属于"带下病"范畴,根据带下的情况不同,需要与不同的病症相鉴别。带下呈赤色,应与经间期出血、经漏相鉴别。带下呈赤白带或黄带淋漓,应与阴疮相鉴别。

表 18-1 子宫颈癌的类证鉴别

证候	说 明
经间期出血	月经周期正常,在两次月经之间出现周期性出血,一般持续3~7天,能自行停止。赤带者,其出现无周期性,且月经周期正常
经漏	经血非时而下,淋沥不尽,无正常月经周期可言。而赤带者,月经周期正常
阴疮	主要由热毒炽盛,或寒湿凝滞,侵蚀外阴部肌肤所致,外阴红肿结块或外阴及阴道的皮肤黏膜肿痛破溃,脓水淋漓,甚至身热不适,带下量多

(四) 子宫颈癌的常见中医证型

子宫颈癌临床常见肝郁气滞,冲任失调、肝经湿热,毒蕴下焦、肝肾阴虚,瘀毒内蕴、脾肾阳虚,瘀毒下注等证型。可根据下表描述症状结合临床辨证。

表 18-2 子宫颈癌的常见中医证型

证型	证 候
肝郁气滞,冲任失调	白带增多,偶带血丝,小腹胀痛,月经失调,情志郁闷,心烦易怒,胸胁胀闷不适,舌苔薄白,脉弦
肝经湿热,毒蕴下焦	白带量多,色如米泔或浊黄,气味秽臭,下腹、腰骶酸胀疼痛,口干口苦,大便秘结,小便黄赤,舌质红,苔黄或腻,脉滑数
肝肾阴虚,瘀毒内蕴	白带量多,色黄或杂色,有腥臭味,阴道不规则出血,头晕耳鸣,手足心热,颧红盗汗,腰背酸痛,下肢酸软,大便秘结,小便涩痛,舌质红绛,苔少,脉细数
脾肾阳虚,瘀毒下注	白带量多,有腥臭味,崩中漏下,精神疲惫,面色苍白,颜目浮肿,腰酸背痛,四肢不温,纳少乏味,大便溏薄,小便清长,舌淡胖,苔薄白,脉沉细无力

(五) 子宫颈癌的中医治疗

1. 中医辨证论治:中医药治疗可以贯穿西医治疗的所有阶段。在西医无法进一步治疗的情况下,可以单独运用中医药治疗。临床上本病女性以肝郁气滞最为多见,因此调冲任兼以疏肝理气为临床主要治则。根据不同的治疗阶段分别运用疏肝理气,调理冲任,清解湿热,解毒化瘀,滋补肝肾等不同的治法。

表 18-3 子宫颈癌的中医辨证论治

阶段	治疗方式	中医辨证	中医治则	参 考 用 药
早中期	中医药配合放化疗	肝郁气滞、冲任失调	疏肝理气、调理冲任	逍遥散合二仙汤加减：柴胡 9 g,当归 9 g,白术 9 g,白茯苓 9 g,香附 6 g,白芍 9 g,仙茅 9 g,淫羊藿 9 g,莪术 9 g,仙鹤草 9 g,白茅根 9 g
		肝经湿热、毒蕴下焦	清热利湿、疏肝解毒	龙胆泻肝汤加减：龙胆草 3 g,柴胡 9 g,栀子 9 g,车前子 15 g,当归 9 g,泽泻 9 g,炙甘草 9 g,黄柏 15 g,椿皮 9 g,白芍 9 g,土茯苓 15 g
晚期	单纯中医药治疗	肝肾阴虚、瘀毒内蕴	滋阴清热、化瘀解毒	知柏地黄汤加减：知母 12 g,黄柏 12 g,熟地 20 g,山茱萸 15 g,山药 15 g,牡丹皮 6 g,泽泻 6 g,白茯苓 6 g,鳖甲 9 g,半枝莲 15 g,蛇莓 15 g
		脾肾阳虚、瘀毒下注	健脾温肾、化湿解毒	完带汤加减：党参 12 g,山药 30 g,苍术 9 g,白术 30 g,陈皮 9 g,车前子 15 g,炙甘草 9 g,柴胡 9 g,椿皮 6 g,黄柏 9 g,薏苡仁 30 g

2. **中医外治**：中医外治具有优势。在中医内服的基础上,可选用一定的中医外治方法配合治疗,尤其对于子宫颈癌晚期腹水等有明显改善作用。

表 18-4 子宫颈癌的中医外治

适应证	推荐用药及用法
子宫颈癌晚期腹水	逐水方(李雁-上海市中医医院肿瘤科) 方药：莪术 40 g,红花 50 g,薄荷 10 g,桃仁 50 g,生黄芪 40 g,生薏苡仁 50 g,防己 40 g,桂枝 40 g,猪苓 40 g,大黄 30 g,黑白豆各 20 g 功效：益气通阳,化瘀逐水 用法：研磨成粉末,加入醋(皮肤条件差的患者加入水),以脐部为中心,外敷于腹部,4 小时/天。注意观察皮肤有无红肿、溃破

3. **针灸治疗**：取穴原则以任脉经穴和膀胱经背俞穴为主,根据病情选取穴位,提插补泻,也可配合电针加强刺激增强疗效。针灸疗法可用于子宫颈癌术后尿潴留症。

表 18－5　子宫颈癌的针灸治疗

适应证	推荐取穴和针刺方法
子宫颈癌术后尿潴留	取穴：关元，中极，三阴交，肾俞，膀胱俞 方法：毫针刺用补法，可灸

（六）预后转归

一般的子宫颈癌恶性程度高，70％的患者在确诊时已属晚期。子宫颈癌治疗的方式包括外科手术切除、中医药、放射线治疗及化学治疗等方法。对Ⅱ、Ⅲ、Ⅳ期的患者均不宜手术治疗。手术后也容易转移或复发，预后不良。放射治疗是子宫颈癌主要治疗方法，在进行放疗时，应用中药配合治疗，减轻不良反应。

第十九章

恶 性 淋 巴 瘤

一、实训目的

（一）掌握恶性淋巴瘤的定义，恶性淋巴瘤的辨证要点、治疗要点和基本辨证分析及治疗；

（二）熟悉恶性淋巴瘤的病因病机、病理因素，类证鉴别；

（三）了解恶性淋巴瘤的演变与预后。

◆ 实训案例

患者甘某，男，50岁，2018年5月因"左侧颈部肿块进行性增大"行左颈部肿块穿刺活检提示霍奇金淋巴瘤，混合细胞型。另有双侧腋下、右颈部淋巴结侵犯。尚未行放化疗，即来寻求中医治疗。患者左侧颈部见突出包块，质偏硬，按之疼痛，双侧腋下时有肿胀感，乏力倦怠，胃纳欠佳，恶食油腻，大便溏结不调，夜寐尚可。舌色偏暗舌体胖，苔厚，舌边见瘀点。脉细。

针对这名患者，我们怎样进行中医诊断和治疗？怎样开处方？请尝试给该患者制定治疗方案，给予处方用药。如果无从下手，请阅读"实训参考"帮助你进行处方用药。参考用药及按语可见后附。

二、实训参考

（一）概述

恶性淋巴瘤是对淋巴造血系统恶性肿瘤的总称，是一类异质性很强的疾病，病理分型复杂且临床转归差异巨大。恶性淋巴瘤分为霍奇金淋巴瘤

(HL)和非霍奇金淋巴瘤（NHL）两大类。其中霍奇金淋巴瘤的预后相对较好，而非霍奇金淋巴瘤因为分型较多，所以临床表现、病程、疗效差异较多。霍奇金淋巴瘤目前认为是单中心起源，经淋巴管沿相邻淋巴结区播散，通常情况下播散方式呈连续性而非跳跃性。大部分非霍奇金淋巴瘤发展迅速，除淋巴细胞分化良好型外，较易发生远处扩散，它的扩散方式与霍奇金淋巴瘤不同，又可以表现为通过淋巴管道向相邻淋巴结或淋巴组织扩散，也可通过血液循环向远处组织扩散。

中医没有对恶性淋巴瘤的直接论述，但是根据恶性淋巴瘤的部分临床表现如淋巴结肿大等，对应的常见病证可见于对"失荣""阴疽""恶核""上石疽""瘰疬"等的论述中。恶性淋巴瘤的发病的主要病机在"痰"，而发病条件则离不开"郁"。脾为生痰之源，肺为贮痰之器，肾主水而司气化，因此该病与肺脾肾脏气失调密切相关。又因津聚成痰的原因多关乎"郁"，而肝主疏泄，故肝失调达也是该病发生的重要病机。然而邪之所凑，其气必虚，在所有疾病的发生发展当中，"虚"又是致病的重要前提。

（二）诊断依据

1. **临床表现**：恶性淋巴瘤好发于淋巴结，绝大多数首发于颈部或锁骨上淋巴结，也可首先侵犯结外淋巴结组织或器官。霍奇金淋巴瘤以体表淋巴结肿大为首发症状，发展速度较慢，侵犯范围常局限于淋巴结，脾脏受侵多见。而非霍奇金淋巴瘤多发生于结外淋巴组织或器官，除惰性淋巴瘤外，发展速度较快，且呈跳跃式扩散，侵犯范围广泛，而少见脾脏受侵。肿大的淋巴结多数无痛，表面光滑，质韧饱满，初期和中期与皮肤无粘连，互不融合，可活动；晚期则数个淋巴结融合成团，与皮肤粘连，不活动，或可溃破。恶性淋巴瘤的临床表现因病理类型及疾病分期不同而有所差异，部分患者可无全身症状。有症状的患者常见有发热、盗汗、体重减轻、皮肤瘙痒、乏力等，可伴有全身非特异性病变，如神经系统和皮肤的非特异性改变。部分恶性淋巴瘤患者出现贫血，白细胞或血小板增多，血沉增快，类白血病反应。对于较长时间发热、盗汗及消瘦等症状的患者，即使不伴随体表淋巴结肿大，也应该注意排除恶性淋巴瘤。

2. **实验室检查**：血常规、血生化及血沉等实验室检查对了解病情、判断机体状况和预后也有一定的价值。

3. **影像学检查**：X线、超声、CT、磁共振成像（MRI）等影像学检查对了解肿瘤侵犯的部位和程度、临床分期,制定治疗计划以及判断预后、动态观察疗效等均有重要的意义,同位素扫描同样适合于检查转移及治疗的情况。

4. 病理学检查:淋巴活体组织检查是恶性淋巴瘤最可靠的检查手段。凡是无明显原因的进行性无痛性淋巴结肿大,都应及早切除肿大淋巴结进行病理检查,即使肿大淋巴结经抗炎、抗结核等治疗后暂时缩小,如果再次增大,也应进行病理活检。

(三)恶性淋巴瘤的鉴别诊断和类证鉴别

1. 鉴别诊断:本病应与淋巴结结核、淋巴结炎、急性化脓性扁桃体炎、转移癌、慢性白血病、败血症、系统性红斑狼疮等相鉴别。

2. 类证鉴别:本病可以同梅核气、颈痈进行类证鉴别。

表 19-1 恶性淋巴瘤的类证鉴别

证候	说　明
梅核气	常见咽喉中时有异物感,但不影响进食。指因情志不遂,肝气郁结,痰气交阻,停聚于咽所致,以咽中似有梅核阻塞、咯之不出,咽之不下,间歇发作为表现。类似西医的咽部神经官能症
颈痈	常见颈部两侧肿胀、疼痛、灼热,是发生在颈部两侧部位的痈证。多因外感风温、肝胃火毒同时夹带痰热形成。类似西医的颈部急性化脓性淋巴结炎

(四)恶性淋巴瘤的常见中医证型

恶性淋巴瘤临床常见寒痰凝滞、气郁痰结、痰郁互结、痰热相搏、气虚血瘀、肝肾亏虚等证型。肝胃不和、瘀毒内阻、痰湿中阻、脾胃虚寒、胃热伤阴、气血两虚等证型。可根据下表描述症状结合临床辨证。

表 19-2 恶性淋巴瘤的常见中医证型

证型	证　候
寒痰凝滞	颈项、耳下或腋下多个肿核,皮色如常,坚硬如石,不痛不痒,不伴发热,畏寒怕冷,面色少华,伴有神疲乏力,倦怠,大便溏,小便清长,舌淡苔薄,脉沉细弱
气郁痰结	颈项、耳下或腋下多个肿核,不痛不痒,皮色不变,伴有平素烦躁易怒,胸闷腹胀,两胁窜痛,纳呆气短,大便干结,小便短赤,舌暗红,苔薄黄,脉弦
痰瘀互结	颈项或体表肿核硬实,经久不消,或胁下有癥块,推之不移,隐隐作痛,伴有口干苦,纳呆食少,舌暗,苔白腻,脉弦涩

（续表）

证型	证 候
痰热相搏	颈部及其他体表肿核红肿疼痛，伴有口苦、口吐黄痰、小便黄、大便秘结，舌红，苔黄腻，脉数
气虚血瘀	颈项等处多个核肿，核肿较硬，刺痛隐隐，不痛不痒，皮色不变，伴有少气懒言，食少纳呆，大便无力，小便清长，舌质胖边有齿痕，舌色偏暗，苔薄白，脉细
肝肾亏虚	颈项肿核累累，质地坚硬，五心烦热，口干咽燥，腰膝酸软，头晕耳鸣，两胁窜痛，舌红苔少，脉细数

（五）恶性淋巴瘤的中医治疗

1. 中医辨证论治：对于行手术、化疗的恶性淋巴瘤患者，当发挥中医药扶正固本、辨证论治的优势开展中西医综合治疗，以起到减毒增效的目的。对于无法采用西医治疗或选择单独中医药治疗的患者，当从整体观念出发，遵循辨证论治原则，根据辨证分型分别治拟温化寒痰、疏肝理气、化痰散瘀、益气养血、清热化痰、滋肝补肾之法以指导用药。

表 19-3　恶性淋巴瘤的中医辨证论治

阶段	治疗方式	中医辨证	中医治则	参 考 用 药
术后、化疗时期	术后	气血亏虚	益气养血	四君子汤加减：生黄芪 30 g，党参 12 g，白术 9 g，茯苓 15 g，甘草 6 g，陈皮 12 g，制半夏 12 g，枸杞子 12 g，女贞子 12 g，仙鹤草 30 g
	放疗	气阴亏耗	益气养阴	沙参麦冬汤：南沙参 15 g，北沙参 15 g，玉竹 9 g，天花粉 9 g，甘草 6 g，桑叶 15 g，麦冬 12 g，白扁豆 12 g，葛根 9 g，生地 15 g
	化疗	胃气上逆	益气和胃、降逆化痰	旋覆代赭汤：旋覆花 9 g，半夏 12 g，甘草 6 g，人参 9 g，代赭石 9 g，升降 15 g，大枣 9 g，炒谷芽 9 g，炒麦芽 9 g，焦山楂 9 g，六神曲 9 g
病程全程	单纯中医药	寒痰凝滞	温化寒痰、补养气血	阳和汤加减：熟地黄 30 g，鹿角胶 10 g，白芥子 10 g，炮姜 6 g，肉桂 3 g，麻黄 6 g，法半夏 9 g，露蜂房 9 g，僵蚕 9 g，甘草 6 g，陈皮 9 g

（续表）

阶段	治疗方式	中医辨证	中医治则	参 考 用 药
病程全程	单纯中医药	气郁痰结	疏肝解郁、理气散结	柴胡疏肝散加减：柴胡 12 g，枳壳 9 g，白芍 12 g，陈皮 9 g，半夏 9 g，厚朴 9 g，川芎 9 g，香附 9 g，甘草 6 g，连翘 15 g，浙贝母 9 g，僵蚕 9 g，夏枯草 15 g，海藻 10 g，焦楂曲各 9 g
		痰瘀互结	化痰散结、软坚化瘀	海藻玉壶汤加减：海藻 15 g，昆布 15 g，浙贝母 15 g，青皮 9 g，陈皮 9 g，制半夏 9 g，当归 12 g，川芎 9 g，生牡蛎 30 g，白芥子 10 g，鸡内金 9 g
		痰热相搏	清热解毒、化痰散结消肿	甘露消毒丹加减：茵陈 15 g，黄芩 9 g，石菖蒲 9 g，滑石 15 g，川贝母 9 g，藿香 9 g，连翘 9 g，白蔻仁 6 g，薄荷 3 g，射干 3 g，车前草 15 g，夏枯草 9 g，僵蚕 9 g，竹茹 6 g
		气虚血瘀	益气养血、活血散结	香贝养荣汤加减：香附 9 g，浙贝母 9 g，生晒参 10 g，生黄芪 15 g，炙黄芪 15 g，当归 15 g，白芍 30 g，川芎 9 g，茯苓 15 g，炒白术 12 g，夏枯草 15 g，山慈菇 9 g，炒谷麦芽各 9 g
		肝肾亏虚	滋肝补肾、软坚散结	大补阴丸加减：熟地黄 30 g，生地黄 30 g，黄柏 9 g，知母 9 g，龟甲 15 g，僵蚕 9 g，山慈菇 9 g，夏枯草 15 g，炒谷麦芽 9 g，焦楂曲各 9 g

2. 中医外治：中医外治具有独特的地位，在中医内调的基础上，根据不同的情况，选用一定的中医外治方法配合治疗，尤其对于恶性淋巴瘤放疗后引起的放射性皮炎、肿大瘤体有明显改善作用。

表 19-4　恶性淋巴瘤的中医外治

适应证	推荐用药及用法
恶核未溃时	方药：整文蛤、蜈蚣、麝香 用法：炮制后陈醋调稠温敷于患处，薄纸覆盖，每日 1 换
恶核初期红肿尚未酿脓时	方药：血竭、乳香、没药、儿茶、蓖麻仁、广丹、朱砂、松香炮制 用法：厚涂于敷料敷于患处，每日 1 换

(续表)

适应证	推荐用药及用法
放疗后引起放射性皮炎	方药：首选清热燥湿的外用洗液如三黄洗剂或黄连液或苦参洗剂 用法：表面湿敷，湿敷后待疮面干燥，再使用莫匹罗新软膏或多粘菌素 B 软膏或金霉素眼膏等薄涂于患处

3. 针灸治疗：常用穴位三阴交、丰隆、足三里、阴陵泉、太冲、阳陵泉、曲泉、悬钟、血海、内关、太溪、丰隆等。根据病情选取穴位，补泻手法选择、可否取灸法因辨证不同而定。

表 19-5　恶性淋巴瘤的针灸治疗

适应证	推荐取穴和针刺方法
寒痰凝滞证	取穴：三阴交、丰隆、足三里、阴陵泉 方法：平补平泻，加灸法
气郁痰结证	取穴：取太冲、足三里、阳陵泉、曲泉、悬钟、三阴交 方法：泻法，不灸
气虚血瘀证	取穴：足三里、三阴交、阴陵泉、血海、内关 方法：补法，配合灸法
肝肾阴虚证	取穴：太溪、三阴交、中都、阴谷、太冲、劳宫 方法：平补平泻法，不灸
痰瘀互结证	取穴：丰隆、足三里、阳陵泉、血海、阴陵泉 方法：泻法，不灸
痰热相搏证	取穴：阳溪、昆仑、八风、偏历 方法：泻法，不灸

（六）预后转归

恶性淋巴瘤根据疾病病理分型不同，转归预后有极大差别。恶性淋巴瘤的治疗以中西医结合治疗为主，手术前后、放化疗期间的中医辨证治疗存在特殊性。术前中医治疗以扶正培本，理气解郁，化痰软坚为主。术后中医治疗以扶正健脾为主。放疗期间易出现邪耗气伤阴之症，中医治疗以益气养阴、清热解毒。化疗期间根据不同不良反应分别论治，如血象下降明显者宜补益肝肾、活血生血，胃肠反应明显者宜降逆止呕。西医治疗恢复期的患者，经过多重治疗，正虚更甚，临床以扶正健脾为主，配合化痰软坚散结。晚期预后不良。

第二十章

黑 色 素 瘤

一、实训目的

（一）掌握黑色素瘤的定义，黑色素瘤的辨证要点、治疗要点和基本辨证分析及治疗；

（二）熟悉黑色素瘤的病因病机、病理因素，类证鉴别；

（三）了解黑色素瘤的演变与预后。

实训案例

患者何某，男，63 岁，形体中等，肤色暗黄少华，神情忧愁。患者 2017 年 7 月因发现脐孔赘生物，于上海市第一人民医院行赘生物切除术，术后病理示脐孔赘生物恶性黑色素瘤伴溃疡形成。2017 年 8 月 23 日于复旦大学附属肿瘤医院行躯干皮肤肿瘤切除术，术后病理示（脐部）原手术瘢痕处肉芽组织增生、急慢性炎症细胞浸润，伴组织细胞和多核细胞反应，符合术后改变，局部见少量恶性黑色素瘤。术后予干扰素及白介素治疗 1 年。2019 年 1 月发现左腹股沟肿块，1 月 18 日于复旦大学附属肿瘤医院行肿块穿刺，病理示见异型细胞伴胞浆内外色素，结合病史，可符合恶性黑色素瘤。2019 年 1 月 21 日行 PET－CT 示：脐孔恶性黑色素瘤术后，新见双侧腹股沟淋巴结转移，右髂外血管旁小淋巴结，FDG 代谢轻度增高，转移可能；肝两叶多发转移。遂行 PD－1 及安罗替尼治疗，2019 年 7 月复查病情进展，改行恩度＋达卡巴嗪＋顺铂联合 PD－1 治疗 4 周期，10 月复查病情进展，暂停化疗，继续使用 PD－

1 免疫治疗至 2020 年 1 月。刻下：乏力，下肢沉重，下肢浮肿，右侧胁肋部胀痛，纳可，二便调，夜寐欠安，舌质红，苔白腻，脉细。

针对这名患者我们怎样进行中医诊断和治疗？怎样开处方？请尝试给该患者制定治疗方案，给予处方用药。如果无从下手，请阅读"实训参考"帮助你进行处方用药。参考用药及按语可见后附。

二、实训参考

（一）概述

恶性黑色素瘤是由表皮基底部的黑色素细胞恶变形成的恶性肿瘤，是人类皮肤肿瘤中恶性程度最高的肿瘤之一，易转移。恶性黑色素瘤的常见病理类型有结节型、浅表扩散型、肢端雀斑样以及恶性雀斑样等；少见类型有促纤维增生性、上皮样、气球样细胞、恶性无色素痣、梭形细胞和巨大色素痣黑色素瘤等。恶性黑色素瘤晚期患者发生肝转移和脑转移。

中医文献中虽然没有恶性黑色素瘤的病名，但古籍所述的"厉痈""脱痈""翻花"与其较为类似。黑色素瘤的发生系肺脾内虚，脏腑功能失调，加之外感六淫、饮食不节、情志内伤等致病因素搏于气血津液，均可致机体津血运行阻滞，癌毒内生，郁久化热而出现溃烂、流脓，变生恶疮，而致本病，病久癌邪进一步耗伤正气而成气血两虚之状。故此病乃先有内虚而后邪毒与气血搏结而发病，属毒积脏腑，本虚标实之病。病位主要责之肺脾。

（二）诊断依据

1. 临床表现：皮肤黑色素瘤多由痣发展而来，痣的早期恶变症状可从以下"ABCDE 法则"把握：A 即非对称（asymmetry），指色素斑的一半与另一半不对称。B 即边缘不规则（border irregularity），指边缘不整或有切迹、锯齿等，不像正常色素痣那样具有光滑的圆形或椭圆形轮廓。C 即颜色改变（color variation），指正常色素痣通常为单色，而黑色素瘤主要表现为污浊的黑色，也可有褐、棕、棕黑、蓝、粉、黑甚至白色等多种不同颜色。D 即直径（diameter），指色素斑直径＞6 mm 或色素斑明显长大时要注意；黑色素瘤通常比普通痣大，要留心直径＞5 mm 的色素斑；对直径＞1 cm 的色素痣最好做活检评估。E 即隆起（elevation），指一些早期的黑色素瘤，整个瘤体会有轻微的隆起。

2. 实验室检查

（1）血清学检查：包括血常规、肝肾功能和乳酸脱氢酶（LDH），主要用于预后的判断以及后续治疗的指导。LDH 不是预示转移情况，但能指导预后。黑色素瘤尚无特异的血清肿瘤标志物，不推荐肿瘤标志物检查。

（2）免疫组织化学染色是鉴别黑色素瘤的主要辅助手段；HMB－45、S－100 以及波形蛋白（vimentin）是诊断黑色素瘤的较特异指标，HMB－45 在诊断黑色素瘤方面比 S－100 更具特异性。

3. 影像学检查：影像学检查根据医院和患者的实际情况选择，检查项目包括胸部 X 线，CT 或磁共振成像（MRI），区域淋巴结（颈部、腋窝、腹股沟、腋窝等）超声，腹盆部超声，全身骨扫描及头颅检查（CT 或 MRI）。必要时可行全身正电子发射计算机断层显像（PET/CT）检查，特别是对于原发灶不明及经济状况较好的患者。PET/CT 有助于发现亚临床转移灶。对于早期局限期的黑色素瘤，用 PET/CT 发现转移病灶敏感性低，受益率低。对于Ⅲ期患者，PET/CT 扫描更有效，可以帮助鉴别 CT 无法明确诊断的病变，以及常规 CT 扫描无法显示的部位（比如四肢），较普通 CT 在发现远处病灶方面具有优势。

4. 病理检查：对可疑的色素性病灶建议行完整的切除活检。在手掌、颜面部、耳、手指、足底、足趾或甲下等部位的病灶，或巨大的病灶，无法完整切除时，可行局部病灶切取或穿刺活检。如果肿块已破溃，或已发生明确的转移时，可进行病灶的穿刺或切取活检。

（三）黑色素瘤的鉴别诊断和类证鉴别

1. 鉴别诊断：本病应和细胞性蓝痣、良性交界瘤及幼年性黑色素瘤相鉴别，此外还需要与基底细胞癌相鉴别。老年痣、硬化性血管瘤、甲床下陈旧性肿瘤、脂溢性角化病也当与之相鉴别。

2. 类证鉴别：本病可以同阴疽、脱疽进行类证鉴别。

表 20－1　黑色素瘤的类证鉴别

证候	说　明
阴疽	常见症状表现为漫肿无头、肤色不变、不热少疼者为疽，属阴证。多由气血虚而寒痰凝滞，或五脏风毒积热，攻注于肌肉，内陷筋骨所致

（续表）

证候	说　明
脱疽	初起肢冷麻木,后期趾节坏死脱落,黑腐溃烂,疮口经久不愈为主要表现的脉管疾病。类似于西医血栓闭塞性脉管炎和动脉粥样硬化闭塞症

（四）黑色素瘤的常见中医证型

黑色素瘤临床常见热毒炽盛、瘀毒蕴结、气血两虚等证型。可根据下表描述症状结合临床辨证。

表 20-2　黑色素瘤的常见中医证型

证型	证　候
热毒炽盛	肿核色黑或杂色相间,溃破恶臭,或红肿化脓,灼热疼痛,或渗血流脓,血脓相间,伴心烦难寐,口干口苦,小便黄赤,大便干结,舌质红,苔黄腻,脉滑数
瘀毒蕴结	肿块乌黑紫暗,触之坚硬,表面不平,边界欠清,局部刺痛,伴心烦胸闷,胸胁胀满,或肌肤甲错,口唇紫暗,月经失调,痛经或闭经,经色暗或有瘀斑,舌下络脉粗胀青紫,脉细涩或弦数
气血两虚	病程日久,肿块溃破,创口难愈,多见于手术、放化疗后体虚正亏或疾病晚期,气血俱虚,腐肉难脱,面色皓白,月经延期,量少色淡或闭经,唇色淡,失眠盗汗,倦怠乏力,少气懒言;舌质淡或淡胖,边有齿印,苔薄白,脉细无力

（五）黑色素瘤的中医治疗

1. 中医辨证论治:根据黑色素瘤不同治疗阶段的实际情况,中医治疗以调肺脾二脏为主,以清热解毒、活血化瘀、消肿散结、补益气血、健脾祛湿为治则,治法多以中药内服扶正祛邪为主,辅助外治、针灸、中药注射剂等治疗方法,或兼以外用直接腐蚀去除瘤体。

表 20-3　黑色素瘤的中医辨证论治

治疗方式	中医辨证	中医治则	参　考　用　药
手术后	气血两虚	补气养血、健脾补肾	八珍汤加减:生黄芪 30 g,党参 12 g,白术 9 g,茯苓 15 g,当归 9 g,熟地 15 g,白芍 12 g,人参 6 g,川芎 9 g,甘草 3 g,仙鹤草 30 g
化疗后	脾气亏虚、气血两虚	健脾开胃、益气补血	肿瘤科经验方补血生白方随症加减:党参 12 g,炒白术 9 g,白茯苓 9 g,炙甘草 9 g,陈皮 9 g,炒麦芽 9 g,炒谷芽 9 g,六神曲 9 g,当归 9 g,生黄芪 9 g,鸡血藤 15 g,石韦 15 g,大枣 9 g

（续表）

治疗方式	中医辨证	中医治则	参 考 用 药
生物免疫治(PD-1单抗)	心血亏虚	养心护心	养心汤加减：人参 12 g,炒白术 9 g,白茯苓 9 g,炙甘草 9 g,陈皮 9 g,炒麦芽 9 g,炒谷芽 9 g,六神曲 9 g,当归 9 g,生黄芪 9 g,丹参 30 g,柏子仁 15 g,酸枣仁 15 g
单纯中医药	热毒炽盛	清热解毒、消肿散结	五味消毒饮加减：紫花地丁 30 g,蒲公英 30 g,野菊花 15 g,金银花 12 g,土茯苓 30 g,当归 9 g,赤芍 15 g,乳香 9 g,没药 9 g,陈皮 6 g,桃仁 10 g,皂角刺 10 g,甘草 6 g
	瘀毒蕴结	活血祛瘀、解毒散结	血府逐瘀汤和黄连解毒汤加减：当归 9 g,生地 15 g,桃仁 15 g,红花 15 g,枳壳 10 g,赤芍 10 g,柴胡 10 g,甘草 6 g,黄连 6 g,黄芩 9 g,山栀 9 g,连翘 12 g,炮山甲 9 g
	气血两虚	益气养血、健脾祛湿	八珍汤加减：生黄芪 15 g,人参 12 g,当归 9 g,白芍 12 g,熟地 9 g,生白术 9 g,茯苓 12 g,生薏苡仁 30 g,木香 6 g,陈皮 6 g,鸡内金 12 g,炒谷芽 15 g,炒麦芽 15 g

2. 中医外治：恶性黑色素瘤为皮肤疾病,暴露于外界,易出现病灶部位的损坏溃破,化脓感染等热毒之象,早期恶性黑色素瘤病位在表,外敷方便易行,药物可以直接作用于局部而取得比较好的疗效,但是皮肤溃破处慎用外治药物。

表 20-4 黑色素瘤的中医外治

适应证	推荐用药及用法
皮肤红肿热痛,未溃破	方药：姜黄 160 g,大黄 160 g,黄柏 160 g,苍术 64 g,厚朴 64 g,陈皮 64 g,甘草 64 g,生天南星 64 g,白芷 160 g,天花粉 64 g 用法：外用,红肿、烦热、疼痛,用清茶调敷；漫肿无头,用醋或葱酒调敷,亦可用植物油或蜂蜜调敷,一日数次

3. 针灸治疗：常用穴位脾俞、胃俞、关元,中脘,天枢,足三里、上脘、中脘、下脘、三阴交、阴陵泉、血海、气海。根据病情选取穴位,提插补泻,也可配合电针加强刺激增强疗效。针灸疗法可用于黑色素瘤患者脾胃虚弱、瘀毒闭阻脉络。针灸对于本病的局部治疗属于禁区。

表 20 - 5　黑色素瘤的针灸治疗

适应证	推荐取穴和针刺方法
肿块坚硬、局部刺痛	取穴：阿是穴、肾俞、关元、阴陵泉、足三里、大椎、曲池 方法：毫针刺入，捻转运针，待感得气后通电针，以中等强度进行穴位刺激，留针 30 分钟后，起针，每天一次
手术、放化疗后脾胃虚弱、乏力	取穴：中脘、足三里、行间、脾俞、膈俞、三阴交、肾俞 方法：进针后捻转，留针 1 h。隔日针灸 1 次

（六）预后转归

90％以上的黑色素瘤原发部位是皮肤，还有少部分原发于黏膜和眼部，早期局部和远处转移及预后差是黑色素瘤的临床特征。对于直径小于0.75 mm 的早期恶性黑色素瘤，如能尽快、准确地手术切除，其 5 年生存率为 90％～95％；而当浸润深度超过 4 mm 时，即使做广泛的病灶及区域淋巴结清扫术，其 5 年生存率也有 30％～36％。靶向治疗、免疫治疗和中医药治疗是恶性黑色素瘤的主要治疗途径。免疫治疗虽然疗效持久，但多为延迟反应且仅有少数患者能够获益；靶向治疗有效率高、起效迅速，但易产生耐药，有效期较短。

第二十一章

骨恶性肿瘤

一、实训目的

（一）掌握骨恶性肿瘤的定义，辨证要点、治疗要点和基本辨证分析及治疗；

（二）熟悉骨恶性肿瘤的病因病机、病理因素，类证鉴别；

（三）了解骨恶性肿瘤的演变与预后。

◆ 实训案例

　　患者魏某，男，70岁。主诉：发现肺部肿块6月余，胸廓疼痛加剧1周。患者于2016年9月因"左髋疼痛4月余，加重伴活动受限1天"至外院就诊，MRI提示左侧股骨颈骨折。肺部CT提示右肺下叶背段团块影。10月14日行左股骨头置换术。术后病理示腺癌转移可能大。12月13日行肺部CT复查，示右肺下叶背段肿块及左肺上叶前段结节，考虑恶性，建议结合穿刺活检；右肺上叶后段小结节，性质待定；纵隔及右肺门肿大淋巴结；胸廓诸骨多发转移，局部骨折；上纵隔及左侧胸腔少量积液。12月30日于肿瘤医院行右肺穿刺活检，病理示腺癌。近一周患者自觉胸廓疼痛进行性加重。患者左髋部及胸廓疼痛，腰酸跛行，乏力，口干气短，时有盗汗，形体消瘦，胃纳差，夜寐尚可，大便偏干，小便畅，舌红苔少有瘀点，脉滑数。

　　针对这名患者，我们怎样进行中医诊断和治疗？怎样开处方？请尝试给该患者制定治疗方案，给予处方用药。如果无从下手，请阅读"实训参考"帮助你进行处方用药。参考用药及按语可见后附。

二、实训参考

(一)概述

骨恶性肿瘤是指原发于骨基本组织及附属组织的恶性肿瘤,以及转移性的骨肿瘤,以骨痛、肿块和病理性骨折为主要临床表现,可伴随或首先出现发热、贫血等症状。病理学类型有骨肉瘤、骨巨细胞瘤、骨恶性淋巴瘤、软骨肉瘤、尤文氏瘤等,其中以成骨肉瘤为主,其次是骨巨细胞瘤。转移性骨肿瘤常来自肺、前列腺、乳腺、肝等组织的癌症,其发病率远较原发者多。

根据临床表现,本病属中医学"骨疽""骨瘤""石疽"等范畴。中医认为本病多因先天禀赋不足,脏腑虚弱,肾精不足,骨髓空虚,复感邪毒,邪毒乘虚而入,毒侵于内,气血凝滞,结毒成瘤;或情志、饮食所伤,邪毒内生,流注于筋骨,腐骨蚀络,毒聚成瘤。本病病位在骨,在脏属肾,与脾关系密切。

(二)诊断依据

1. **临床表现**:早期以局部疼痛为特征,多由局部的酸胀麻木,逐渐发展为持续性疼痛。病变局部肿胀,皮肤光亮,皮温升高,有时可触及搏动感。后期可出现患部及邻近关节的功能障碍,肌肉萎缩,容易引起病理性骨折。常伴有全身症状,如消瘦、乏力、贫血、恶病质等。晚期可出现肺、脑等部位的转移,并伴有相应的症状出现。

2. **实验室检查**

(1)生化检查:骨肉瘤患者中常常出现血清碱性磷酸酶和乳酸脱氢酶的增高,前者可帮助诊断骨肉瘤和监测治疗后的肿瘤复发情况。尤文氏肉瘤患者常常出现白细胞增多,血红蛋白降低及红细胞沉降率增快。前列腺癌骨转移,酸性或碱性磷酸酶均可增高。

(2)细胞学诊断:临床上发现肿块难以定性时,可行细针穿刺细胞学检查。当肿块位于体表并有破溃时可直接涂片或刮片进行细胞学检查。

3. **影像学检查**:通过X线检查可确定肿瘤的部位、骨质破坏情况、成骨性或溶骨性改变病变、肿瘤的浸润情况以及侵犯主骨后产生的骨膜反应、病理性骨折等。通过CT、MRI检查可评估肿瘤的范围与周围组织的关系,对肿瘤的早期诊断及手术术式很有帮助。

4. **细胞学、病理学诊断**:组织病理学检查准确可靠。切除后标本应常规进行组织病理检查,以进一步确定诊断。新辅助化疗前也需组织活检,明确诊断后行针对性化疗。

（三）骨恶性肿瘤的鉴别诊断和类证鉴别

1. 鉴别诊断：本病应与早期慢性骨髓炎、骨结核、骨关节炎等相鉴别。

2. 类证鉴别：本病应和骨痹、骨痨相鉴别。

表 21-1　骨恶性肿瘤的类证鉴别

证候	说　　明
骨痹	多有受寒、受潮或外伤史，常见骨节疼痛，四肢沉重，麻痹感。类似于西医的类风湿性关节炎、骨关节炎等
骨痨	多有肺结核病史，病程较长，疼痛一般不剧烈，漫肿酸痛，化脓易迟，溃后不易愈合。类似于骨关节结核

（四）骨恶性肿瘤的常见中医证型

骨恶性肿瘤临床常见阴寒凝滞、毒热蕴结、痰毒瘀内阻、肾虚火郁、脾肾亏虚等证型。可根据下表描述症状结合临床辨证。

表 21-2　骨恶性肿瘤的常见中医证型

证型	证　　候
阴寒凝滞	骨瘤初起，局部肿块，酸楚疼痛，皮色不变，疼痛多昼轻夜重，遇寒加重，压痛不显，甚至不痛，舌质淡紫，苔薄白，脉细涩
毒热蕴结	病变局部酸痛、肿胀，坚硬如石，局部皮温较高，皮色变紫，功能障碍，转侧艰难，倦怠，口干，便秘，尿赤，舌质红，苔薄黄，脉弦数
痰毒瘀内阻	骨瘤迅速增大，疼痛加重，刺痛或灼痛，皮色紫，暗红瘀，肢体活动受限，时伴发热，便干，舌暗红有瘀，苔薄，脉弦数，或细数
肾虚火郁	局部肿胀疼痛，皮色暗红，疼痛难忍，日轻夜重，低热，消瘦，口干，盗汗，全身乏力，舌绛，唇淡，苔少而干
脾肾亏虚	局部隆起包块，胀痛纳差，四肢乏力，腰膝酸软，面色淡白或黧黑，便溏，小便清长，舌淡苔白，脉细弱

（五）骨恶性肿瘤的中医治疗

1. 中医辨证论治：根据骨恶性肿瘤不同治疗阶段的实际情况，施以补肝肾、强筋骨、活血化瘀、祛风通络、清热解毒等不同治法。根据骨肿瘤正虚邪实的病理特点，常常需要攻补兼施。

表 21-3　骨恶性肿瘤的中医辨证论治

阶段	治疗方式	中医辨证	中医治则	参 考 用 药
早中期	手术后	气血两虚	补气养血、健脾补肾	十全大补汤加减：生黄芪 30 g，党参 12 g，白术 9 g，茯苓 15 g，当归 9 g，熟地 15 g，白芍 12 g，枸杞子 12 g，黄精 15 g，淫羊藿 12 g，仙鹤草 30 g，人参 6 g，甘草 3 g，陈皮 9 g
	新辅助化疗	脾气亏虚、气血两虚	健脾开胃、益气补血	以四君子汤为主方的肿瘤科经验方补血生白方随症加减：党参 12 g，炒白术 9 g，白茯苓 9 g，炙甘草 9 g，陈皮 9 g，炒麦芽 9 g，炒谷芽 9 g，六神曲 9 g，当归 9 g，生黄芪 9 g，白芨 9 g
		胃气上逆	和胃降逆	温胆汤加减：半夏 9 g，竹茹 9 g，枳实 9 g，陈皮 6 g，甘草 6 g，茯苓 9 g，白茅根 9 g，芦根 9 g，葛根 9 g，旋覆花 9 g，代赭石 15 g
晚期	姑息化疗	脾气亏虚、气血两虚	健脾开胃、益气补血	以四君子汤为主方的肿瘤科经验方补血生白方随症加减：党参 12 g，炒白术 9 g，白茯苓 9 g，炙甘草 9 g，陈皮 9 g，炒麦芽 9 g，炒谷芽 9 g，六神曲 9 g，当归 9 g，生黄芪 9 g，白芨 9 g
		胃气上逆	和胃降逆	温胆汤加减：半夏 9 g，竹茹 9 g，枳实 9 g，陈皮 6 g，甘草 6 g，茯苓 9 g，白茅根 9 g，芦根 9 g，葛根 9 g，旋覆花 9 g，代赭石 15 g
	单纯中医药	阴寒凝滞	温阳通络、理气止痛	阳和汤加减：熟地 15 g，麻黄 9 g，白芥子 9 g，肉桂 3 g，生甘草 3 g，透骨草 15 g，当归 9 g，乳香 10 g，土鳖虫 10 g，威灵仙 15 g
		毒热蕴结	清热凉血、化瘀散结	仙方活命饮加减：金银花 30 g，蒲公英 30 g，肿节风 15 g，黄柏 9 g，生地 15 g，赤芍 9 g，当归 9 g，乳香 9 g，没药 9 g，皂角刺 10 g，透骨草 10 g，寻骨风 15 g，甘草 6 g
		痰毒瘀内阻	清热解毒、散结消瘀	败毒散加减：忍冬藤 15 g，蒲公英 30 g，蛇舌草 30 g，猫人参 15 g，透骨草 15 g，黄芩 9 g，刘寄奴 9 g，半枝莲 30 g，徐长卿 15 g，土贝母 9 g，制半夏 9 g

(续表)

阶段	治疗方式	中医辨证	中医治则	参 考 用 药
晚期	单纯中医药	肾虚火郁	滋阴补肾、清火解毒	知柏地黄丸加减：熟地 15 g,知母 10 g,黄柏 9 g,山茱萸 9 g,丹皮 15 g,骨碎补 15 g,补骨脂 15 g,续断 30 g,透骨草 15 g,寻骨风 15 g,赤芍 9 g,当归 15 g,自然铜 9 g
		脾肾亏虚	补益气血、健脾补肾	当归补血汤加减：生地黄 15 g,太子参 15 g,黄芪 30 g,焦白术 15 g,当归 9 g,川芎 9 g,熟地黄 9 g,赤芍 9 g,狗脊 9 g,杜仲 9 g,葫芦巴 9 g

2. 中医外治：中医外治具有一定优势。骨恶性肿瘤疼痛较剧者,可配合局部外用药物,通过皮肤吸收药物以缓解疼痛,抑制肿瘤生长。

表 21－4　骨恶性肿瘤的中医外治

适应证	推荐用药及用法
骨转移性疼痛	方药：丹参 15 g,土鳖虫 9 g,乳香 15 g,没药 15 g,冰片适量 用法：将上药除冰片外,按传统方法熬制成膏,用时适量摊于布上,再把冰片末少许撒于膏药上外敷患处
骨肿瘤肿块未溃	如意金黄散(《医宗金鉴》)：大黄 9 g,黄柏 15 g,姜黄 15 g,白芷 9 g,天花粉 9 g,天南星 6 g,陈皮 9 g,厚朴 9 g,苍术 9 g,甘草 6 g 用法：共研细末,植物油调匀,敷于患处,纱布固定,每日 1 次

3. 针灸治疗：取足少阴肾经、足太阴脾经为主。常用穴位肾俞,三阴交,太溪,京门；或血海,三阴交,太冲。适用于骨癌疼痛剧烈而不耐受阿片类药物。毫针刺入,留针适时,提插补泻或施以电针,并配合局部阿是穴围针刺络拔罐。

表 21－5　骨恶性肿瘤的针灸治疗

适应证	推荐取穴和针刺方法
骨转移性疼痛	取穴：肾俞,三阴交,太溪,京门,合谷,阿是穴 方法：毫针刺入,捻转运针,待感得气后通电针,以中等强度进行穴位刺激,留针 30 分钟后,起针,每天 1 次

（续表）

适应证	推荐取穴和针刺方法
减轻化疗不良反应	取穴：中脘、章门。肝胃不和加足三里、行间；气血不足加足三里、脾俞、膈俞、三阴交；脾肾阳虚加脾俞、肾俞 方法：进针后捻转，留针 1 小时。隔日针灸 1 次

（六）预后转归

　　骨癌的预后主要取决于组织学性质、恶性程度，肿瘤的部位、大小，有无合并症等。早期以邪实为主，如痰、毒、瘀、热等胶结于脉络筋骨，可用理气通络止痛、清热凉血化瘀等以消弭邪实，中期多托毒散结消肿，后期多宜健脾补肾固本。骨癌晚期常侵犯邻近关节软骨，疼痛剧烈，或有远处转移，预后不良。

第二十二章

软 组 织 肉 瘤

一、实训目的

（一）掌握软组织肉瘤的定义，软组织肉瘤的辨证要点、治疗要点和基本辨证分析及治疗；

（二）熟悉软组织肉瘤的病因病机、病理因素，类证鉴别；

（三）了解软组织肉瘤的演变与预后。

◆ 实训案例

患者王某，男性，50岁，2018年4月2日初诊。患者2月中旬发现右侧股骨内侧有一肿块，大如鸡蛋，中等硬度，边界尚清晰，不热不红，胀而少痛，走路行动稍有不便，即在当地医院手术治疗。14天后在原位又发现一肿块，约为原肿块一半大小，皮肤光亮，较前质硬，推之不移，边界不清。3月31日病理检查结果示高分化脂肪肉瘤。患者就诊时见右侧股骨内侧有一个肿块，肿块肤色正常，不热稍痛，感觉稍木而迟钝，腿难伸直，活动不便，肢体困倦乏力，胸胁满闷不舒，纳呆，二便正常，舌质淡胖，苔白滑腻，脉滑。

针对这名患者，我们怎样进行中医诊断和治疗？怎样开处方？请尝试给该患者制定治疗方案，给予处方用药。如果无从下手，请阅读"实训参考"帮助你进行处方用药。参考用药及按语见后附。

二、实训参考

（一）概述

软组织肉瘤是指发生在黏液、纤维、脂肪、平滑肌、滑膜、横纹肌、间皮、血管和淋巴管等结缔组织的恶性肿瘤，包括起源于神经外胚层的神经组织肿瘤，不包括骨、软骨和淋巴造血组织。根据其恶性程度的不同分为纤维肉瘤、滑膜肉瘤、胃肠间质瘤、脂肪肉瘤、平滑肌肉瘤、血管肉瘤和恶性神经鞘瘤等。软组织肉瘤几乎可发生于身体任何部位，其中 $50\%\sim60\%$ 发生于肢体，$20\%\sim25\%$ 位于腹膜后或腹腔，$15\%\sim20\%$ 位于躯干的胸腹壁或背部，5% 位于头颈部。肢体肉瘤最常见的转移部位是肺，而腹膜后和胃肠道肉瘤最常转移到肝脏。软组织肉瘤的扩散以直接蔓延浸润及淋巴道转移为主，晚期也可经血行转移。

根据临床表现和古代医籍的描述，软组织肉瘤属于"筋瘤""血瘤""肉瘤""气瘤""脂瘤"的范畴。其发生多为由起居不当、饮食不节、七情内伤或外邪侵扰等原因，致脏腑功能紊乱，痰、气滞、瘀、邪毒互相影响而成。脾胃功能失调则津液停聚而成痰湿，痰湿集聚成结而生此病。外感六淫，肺失宣肃，邪热壅盛，热毒久留，互结于人体而成癌肿。情志内伤，肝气郁结，气机不畅，导致气滞血瘀，津液内停，凝聚成痰。日久脏腑功能虚弱，多见正气虚衰之虚实夹杂的复杂证候。故软组织肉瘤的发生与痰、瘀、热毒有着密切关系，早期病位在脾与肺，晚期则与五脏均有密切关系。

（二）诊断依据

1. 临床表现：软组织肉瘤可发生于全身各部位的软组织内，由于类型的不同和发病部位的不同，使临床表现各不相同。

（1）肿块：患者常因无痛性肿块就诊，可持续数日或一年以上，肿块逐渐增大，肿瘤生长较快，常伴肿块周围水肿，体积较大。但较深部位的肿瘤从皮表常难以发现。

（2）疼痛：恶性肿瘤生长较快，常伴有钝痛。如肿块侵犯周围神经，则疼痛为首要表现症状。当肉瘤出血时，可呈急性发作性疼痛。持续性疼痛常表明肿瘤广泛坏死，或压迫至躯体感觉神经。

（3）皮肤温度增高：软组织肉瘤的血供丰富，新陈代谢旺盛，常伴局部皮肤温度升高。生长相对较慢的恶性软组织肿瘤不一定伴肤温升高，常易被误诊为良性肿瘤。

（4）转移症状：转移至肺可引起咳嗽、胸痛、胸闷、气短等症状，转移至脑可引起头痛、复视及肢体偏瘫等症状。

（5）其他常见症状：胃肠道软组织肉瘤可发生肠梗阻，尿路软组织肉瘤会出现尿路梗阻；晚期肿瘤致使身体营养不良，可见贫血、消瘦等恶性表现。

2. 实验室检查：肿瘤标志物对软组织肉瘤诊断无特异性。

3. 影像学检查：X 线片检查，CT、PET/CT、MRI、超声波有助于了解肿瘤的范围、大小、边缘情况，以及邻近组织是否受累，若发现肿瘤边界不清，或有骨膜反应，甚至骨质破坏，可诊断为恶性。

4. 病理与细胞学检查：细胞学涂片检查：适用于已破溃的软组织肿瘤，用涂片或刮片的采集方法取得细胞，在显微镜下检查确诊；粗针穿刺活检：在 B 超或 CT 引导下到达肿瘤表浅部位穿刺取出少许组织送病理检查。此法准确性高，损伤小，可避免细针穿刺时因样本小无法获得明确诊断的情况；切取、切除活检：使用于手术中切除组织进行活检，如较大的肢体肿瘤；内镜下穿刺活检：用于深部的纵隔、腹腔或盆腔软组织肉瘤。

（三）软组织肉瘤的鉴别诊断和类证鉴别

1. 鉴别诊断：本病应和软组织良性肿瘤以及非肿瘤性软组织肿块（软组织假性肿瘤）相互鉴别。

2. 类证鉴别：本病应与瘿和瘰疬进行类证鉴别。

表 22-1 软组织肉瘤的类证鉴别

证候	说　明
瘿	瘿病肿块在颈部正前方，肿块一般较大。类似于西医的甲状腺肿、甲状腺功能亢进、甲状腺炎、甲状腺瘤等
瘰疬	瘰疬的病变部位在颈项的两侧或颌下，肿块一般较小，每个约蚕豆大，个数多少不等，类似于西医淋巴结核

（四）软组织肉瘤的常见中医证型

软组织肉瘤临床常见痰湿凝聚、热毒蕴结、气滞血瘀、气血两虚等证型，可根据下表描述症状结合临床辨证。

表 22-2 软组织肉瘤的常见中医证型

证型	证候
痰湿凝聚	全身各处可有单个或多个肿块,肿块肤色多正常,无痛或疼痛,可伴局部水肿,肢体困倦乏力,胸胁满闷不舒,或纳呆,二便多正常,舌质淡或胖,苔白滑腻,脉滑
热毒蕴结	瘤体迅速增大,发红或紫暗,局部皮肤发亮,甚至灼热疼痛,或肿块破溃,表面见恶臭黏稠脓血液;烦躁易怒,口干,大便干结,小溲黄赤。舌质红,舌黄燥或黄腻,脉滑数
气滞血瘀	四肢、肩背或胸腹等部位单发或多发性肿块,刺痛固定不移,或青筋暴露,或肿块肤色紫暗,或肢体麻木,口唇青紫,舌质紫暗,或有瘀血或斑点、脉弦细涩
气血两虚	肿块日渐增大,面色苍白无华,短气乏力,纳呆,形体消瘦,肌肤枯槁,四肢麻木不仁,或时有低热,舌质淡,苔薄白,脉沉细或弱

(五) 软组织肉瘤的中医治疗

1. 中医辨证论治:中医药治疗可以贯穿西医治疗的所有阶段。对于采用手术、化疗、放疗、靶向药治疗的软组织肉瘤患者,当发挥中医药扶正固本、辨证论治的优势开展中西医综合治疗,以起到提高免疫、减毒增效的目的。遵循辨证论治原则,以祛痰散结、清热解毒、行气活血为主要治则,并随时注重健脾气的法则和方药选用。

表 22-3 软组织肉瘤的中医辨证论治

阶段	治疗方式	中医辨证	中医治则	参 考 用 药
早中期	手术后	气血两虚	益气养血、健脾补肾	十全大补汤加减:生黄芪30 g,党参12 g,白术9 g,茯苓15 g,当归9 g,熟地15 g,白芍12 g,枸杞子12 g,黄精15 g,淫羊藿12 g,仙鹤草30 g,人参6 g,甘草3 g,陈皮9 g
	术后联合化疗或放疗	脾气亏虚、气血两虚	健脾和胃、益气补血	以四君子汤为主方的肿瘤科经验方补血生白方随诊加减:党参12 g,炒白术9 g,白茯苓9 g,炙甘草9 g,陈皮9 g,炒麦芽9 g,炒谷芽9 g,六神曲9 g,当归9 g,生黄芪9 g,白及9 g
晚期	化疗或放疗	脾气亏虚、气血两虚	健脾和胃、益气补血	以四君子汤为主方的肿瘤科经验方补血生白方随诊加减:党参12 g,炒白术9 g,白茯苓9 g,炙甘草9 g,陈皮9 g,炒麦芽9 g,炒谷芽9 g,六神

（续表）

阶段	治疗方式	中医辨证	中医治则	参 考 用 药
晚期	单纯中医药治疗			曲9 g,当归9 g,生黄芪9 g,白及9 g
		痰湿凝聚	健脾化痰、软坚散结	海藻玉壶汤加减:海藻12 g,昆布12 g,海带10 g,法半夏9 g,陈皮9 g,青皮10 g,象贝母10 g,当归10 g,川芎10 g,独活10 g,炙甘草5 g
		热毒蕴结	清热解毒、消肿散结	五味消毒饮加减:金银花15 g,野菊花15 g,蒲公英15 g,紫花地丁15 g,紫背天葵12 g,紫草10 g,白花蛇舌草30 g,半夏6 g,白芷10 g,陈皮6 g
		气滞血瘀	行气活血、健脾补中	桃红四物汤加减:桃仁10 g,红花10 g,生地30 g,当归10 g,川芎10 g,赤芍10 g,白术6 g,穿山甲10 g,乳香5 g,法半夏9 g,浙贝母10 g,皂角刺10 g
		气血两虚	益气养血、祛瘀散结	八珍汤合黄芪桂枝五物汤加减:黄芪20 g,人参10 g,熟地20 g,当归10 g,白术12 g,茯苓15 g,川芎10 g,白芍12 g,生姜10 g,大枣10 g

2. **中医外治**：中医外治具有优势。在中医内服的基础上，可选用一定的中医外治方法配合治疗，尤其对各种软组织肉瘤手术后瘢痕红肿硬结有明显改善作用。

表 22-4　软组织肉瘤的中医外治

适应证	推荐用药及用法
各种软组织肉瘤手术后瘢痕红肿硬结	方药:五倍子15 g,当归尾10 g,大戟3 g,血竭3 g,透骨草15 g,制乳香6 g,制没药6 g,山慈菇10 g,苏木10 g,青风藤15 g,海风藤15 g,桃仁10 g,红花6 g,汉三七3 g,水蛭10 g,紫草30 g,忍冬藤15 g,夏枯草6 g,党参15 g,白术10 g,黄芪15 g,甘草6 g 用法:在五尾大竭合剂中加入麝香2 g,冰片2 g,食醋2 000 ml浓缩至膏,熬膏外用,有消肿破瘀,化腐生肌之功

3. **针灸治疗**：常用穴位合谷、太冲、内关、中脘、章门、足三里、行间、脾俞、膈俞、三阴交、阿是穴。根据病情选取穴位，提插补泻，也可配合电针加

强刺激增强疗效。针灸疗法可用于软组织肉瘤引起的疼痛和减轻化疗不良反应。

表 22-5　软组织肉瘤的针灸治疗

适应证	推荐取穴和针刺方法
软组织肉瘤引起的疼痛	取穴：合谷、太冲、内关、阿是穴 方法：进针后捻转，待感得气后，接通电针，以中等强度进行穴位刺激，留针 30 分钟后，起针，每天 1 次
减轻化疗不良反应	取穴：中脘、章门、足三里、行间、脾俞、膈俞、三阴交 方法：进针后捻转，待感得气后，接通电针，以中等强度进行穴位刺激，留针 30 分钟后，起针，每天 1 次

（六）预后转归

软组织肉瘤早期以邪实为主，如痰湿凝聚、热毒蕴结、气滞血瘀，可用健脾化痰，清热解毒、行气活血以软坚散结，同时结合西医综合治疗，部分患者病情可缓解；若病情控制欠佳，日久则气血两虚，出现正虚邪盛之势。晚期软组织肉瘤多合并他脏继发转移，均为危重难治之证，预后不良。

附　录

下篇各章实训案例的参考用药及按语

第一章　鼻咽癌案例参考用药及按语

中医诊断：内科癌病之肺肾气阴两虚。

西医诊断：鼻咽部鳞状细胞癌。

治则：养阴清热，益气生津。

处方：沙参麦冬汤加减。

用药：南沙参 18 g　　北沙参 18 g　　天门冬 9 g　　麦门冬 27 g

　　　百合 9 g　　　　制黄精 9 g　　　乌梅 30 g　　　五味子 18 g

　　　茯神 15 g　　　 灵芝 18 g　　　 酸枣仁 27 g　　合欢皮 27 g

　　　知母 9 g　　　　枸杞子 27 g　　 白菊花 18 g　　地龙 9 g

　　　丝通草 3 g　　　野菊花 9 g　　　辛夷 6 g　　　 猫爪草 15 g

　　　生山药 30 g　　 甘草 9 g　　　　生龙骨 15 g　　白花蛇舌草 15 g

二诊：口鼻干燥稍有减轻，大便仍干，夜寐一般，耳聋甚，胃纳不佳，余症同前。

用药：上方去知母，枸杞子，白菊花，山药，加火麻仁 27 g，制何首乌 27 g，生大黄 9 g，桃仁 9 g，芦荟 1 g，夏枯草 9 g，山慈菇 9 g，苍耳草 9 g，生白芍 18 g。

三诊：口干鼻燥均有好转，口中生唾，舌上覆津，大便仍干，牙齿疼痛，胃纳增加，腰酸乏力改善，唯耳聋仍甚，右耳完全不闻人语，脉细弦，余症同前。辨证属肝肾阴虚，用方改为杞菊地黄丸加减。

用药：熟地黄 9 g　　 山茱萸 9 g　　　山药 30 g　　　褚实子 9 g

　　　枸杞子 30 g　　 白菊花 9 g　　　火麻仁 27 g　　当归 9 g

　　　枳实 9 g　　　　黄连 3 g　　　　野菊花 9 g　　　辛夷 6 g

升麻 9 g	淡竹叶 27 g	玄参 27 g	生地黄 9 g
夏枯草 9 g	代赭石 15 g	丹参 30 g	生麦芽 30 g
猫爪草 15 g	山慈菇 9 g	白蒺藜 9 g	白花蛇舌草 15 g

四诊：鼻塞鼻干好转，口干减轻甚多，大便已畅，胃纳亦可，夜寐可达 7 个小时，患者自觉甚满意，唯耳聋一症至今不除，近期自觉耳中瘙痒，余症均无殊，舌质红润见津，薄白苔，脉细而无力，仍用杞菊地黄丸加减应用服用至今。

按语：鼻咽癌主要是由于六淫邪气，或情志不遂、气机阻滞，或饮食失调、痰食阻滞，以致脏腑功能失调、气血运行失常，而致痰气凝结，气郁血逆，郁火相凝，瘀毒久留而导致本病的发生。本病初起多由外感六淫，肺失宣肃，邪热壅盛，或情志不遂、气机不畅，气郁痰凝所致，辨证以邪实为主。病情继续发展则出现气滞血瘀，肝火旺盛，此时辨证多为本虚标实，虚实夹杂。晚期则以脏腑功能衰弱，正气虚衰为主，多见热毒火盛，耗气伤阴而成气阴两虚之证，阴虚甚者以肝肾阴虚之证多见。对于行手术、化疗、放疗的鼻咽癌患者，当发挥中医药扶正固本、辨证论治的优势开展中西医综合治疗，以起到减毒增效的目的。本例患者为鼻咽癌放疗后，中医辨证方面一开始以肺肾气阴两虚为主，经过辨证论治调治以后，证型变化为肝肾阴虚为主，可见鼻咽癌放疗的患者肺、肝、肾三脏的阴虚会分阶段出现，应加以注意区分治疗。

第二章　喉癌案例参考用药及按语

中医诊断：内科癌病之肺肾阴虚。

西医诊断：喉癌术后。

治则：滋补肺肾，益气养阴，解毒散结。

处方：百合固金汤加减。

用药：	生地黄 12 g	熟地黄 12 g	天门冬 18 g	麦门冬 18 g
	百合 12 g	石斛 9 g	玄参 27 g	知母 9 g
	太子参 18 g	生山药 30 g	褚实子 9 g	山茱萸 9 g
	赤芍 9 g	桔梗 6 g	山豆根 6 g	白芥子 9 g
	木蝴蝶 9 g	山慈菇 9 g	白僵蚕 12 g	川贝母 9 g
	甘草 6 g			

二诊：咽痒干痛诸症均减，声音嘶哑，面红，纳食少，大便干，乏力较甚，动则其短，舌红苔少，脉细无力。辨证仍属气阴两虚，治法拟益气养阴，清热解毒为法。处方百合固金汤加减。

用药：生黄芪 30 g　　熟地黄 12 g　　南沙参 18 g　　麦门冬 18 g
　　　百合 12 g　　　石斛 9 g　　　玄参 27 g　　　知母 9 g
　　　生山药 30 g　　牛蒡子 9 g　　金银花 30 g　　蒲公英 30 g
　　　赤芍 9 g　　　白芍各 9 g　　生大黄 9 g　　瓜蒌仁 30 g
　　　白僵蚕 12 g　　川贝母 9 g　　半枝莲 18 g　　白花蛇舌草 15 g
　　　山慈菇 9 g

患者每月复诊 1 次，治疗以补益肺肾，扶正培元为主，而使患者正气渐复，之后酌加抗癌解毒之品。患者三个月复查一次，一般状况良好，目前继续维持治疗中。

按语：喉癌初期多因外感风热之邪，影响肺的宣降，肺失清肃，热邪壅结，循经蒸灼咽喉；或饮食不节，进食辛热炙煿，热蕴脾胃，脾失运化，痰热互结，循经上炎，灼于咽喉；或情志不遂，内伤于肝，疏泄失常，肝气郁结，气滞痰凝，碍于咽喉，以致气滞血瘀、痰凝毒聚而成喉癌，此时病机以邪实为主。病情进一步发展，邪正相搏，痰涎壅盛，热毒蕴结，血败肉腐，病至极期，邪盛而正已伤。晚期，若病久失于调治，贻误病机，则脾胃渐衰失之化源，肺肾阴津不足，甚至阴损及阳，同时邪毒未尽，形成本虚标实之证。本患者年事已高，喉癌术后失于调摄，辨证上当属肺肾阴虚为主，治疗以百合固金汤加减化裁，总的治则遵循益气养阴，扶正祛邪的原则，可助患者恢复体力，增强免疫力，延长生存期。

第三章　甲状腺癌案例参考用药及按语

中医诊断：石瘿之脾虚肝郁，痰气互结。

西医诊断：甲状腺乳头状癌。

治则：健脾理气，疏肝解郁。

处方：消瘿方加减。

用药：党参 15 g　　生黄芪 15 g　　白术 12 g　　白茯苓 12 g
　　　莪术 12 g　　陈皮 6 g　　　制半夏 6 g　　僵蚕 10 g
　　　白芥子 10 g　牛蒡子 10 g　　皂角刺 10 g　　厚朴 6 g

枳壳 10 g　　　　紫苏叶 10 g　　　玫瑰花 6 g　　　合欢皮 15 g

淮小麦 30 g

两周后复诊,患者夜寐安好,情绪有所改善,大便稍溏,上方去牛蒡子,加莲子 15 g,山药 15 g,诸症又有改善,咽楚不适已愈,去枳壳、厚朴击鼓再进。

按语:消瘿方依据脾虚肝郁辨证而设。党参、黄芪为君药,益气健脾;白术健脾燥湿,加强益气助运之力为臣药,佐以茯苓、陈皮健脾渗湿。再配以半夏厚朴汤行气散结,降逆化痰;淮小麦、合欢皮、玫瑰花等解郁安神。

第四章　脑瘤案例参考用药及按语

中医诊断:头痛之痰浊上蒙,脾虚胆郁。

西医诊断:脑胶质瘤术后。

治则:健脾化痰,理气解郁。

处方:温胆汤加减。

用药:半夏 9 g　　　竹茹 9 g　　　枳实 9 g　　　陈皮 6 g

　　　甘草 6 g　　　茯苓 9 g　　　砂仁 3 g　　　泽泻 9 g

　　　葛根 9 g　　　川芎 12 g　　　石菖蒲 10 g　　远志 6 g

　　　蜈蚣 1 条　　　山慈菇 10 g

服药 5 剂后头痛程度明显改善,口苦消失,收到满意的临床疗效。

按语:此处选方温胆汤加味,取其化痰理气和胃之功效。方中半夏燥湿化痰,和胃止呕;竹茹清热化痰,除烦止呕;陈皮,理气行滞,燥湿化痰;枳实,降气导滞,消痰除痞;茯苓,健脾渗湿;泽泻利水消肿渗湿;砂仁温脾化湿行气;葛根、川芎引药上行;石菖蒲化湿开胃,开窍豁痰;远志宁心安神、祛痰开窍;蜈蚣取其息风、解痉之效;山慈菇抑制肿瘤增长之效。

第五章　肺癌案例参考用药及按语

中医诊断:肺积之气阴两虚。

西医诊断:肺癌。

治则:益气养阴,健脾散结。

处方:沙参麦冬汤加减。

用药:北沙参 15 g　　　麦冬 15 g　　　石见穿 15 g　　　石上柏 15 g

白花蛇舌草 15 g	生黄芪 30 g	生白术 9 g	白茯苓 15 g
陈皮 9 g	生薏苡仁 18 g	淮山药 18 g	枸杞子 18 g
女贞子 15 g	茯神 15 g	合欢皮 9 g	首乌藤 15 g
生牡蛎 15 g			

二诊：患者药后夜寐好转，口干减轻。

用药：上方加莪术 9 g。

三诊：患者症情平稳，自觉无明显不适，嘱其继服中药。

以后守上方随症加减服用，随诊 29 个月，患者每 4 月复查一次胸部 CT，均病灶稳定，未见其他部位转移。2019 年 4 月患者出现癌胚抗原升高，胸部 CT 提示病灶进展，再次服用吉非替尼靶向治疗，目前仍在服用吉非替尼过程中。

按语：肺癌是一种全身属虚、局部属实的病证。肺为娇脏，喜润而恶燥，热毒内侵，极易耗伤肺阴，造成肺阴虚而内热；肺病日久，累及脾阳，则脾阳不振，运化失司，聚津为痰；清阳不升，痰浊上扰，痰毒凝结而成肿块，故治以益气养阴，健脾散结。针对本虚的病机，药用北沙参、麦冬、生黄芪、女贞子、枸杞子养阴益气，扶助正气。生白术、白茯苓、山药、生薏苡仁健脾益气以固护后天之本；针对热毒痰瘀之邪，药用白花蛇舌草、石上柏、石见穿解毒散结，陈皮、莪术理气活血，茯神、合欢皮、首乌藤、生牡蛎安神助眠。由于辨证准确，药用精准，患者 PFS（无进展生存期）达到 29 个月，生存期超过 4 年，取得了满意的临床疗效。

第六章　乳腺癌案例参考用药及按语

中医诊断：乳岩之肝气郁结，伴心脾两虚。

西医诊断：乳腺癌术后。

治则：疏肝解郁，补益心脾。

处方：逍遥散加减。

用药	当归 9 g	炒白芍 9 g	柴胡 9 g	白茯苓 9 g
	炒白术 9 g	炙甘草 6 g	薄荷 6 g	地骨皮 18 g^{后下}
	牡丹皮 18 g	浮小麦 9 g	麻黄根 9 g	煅牡蛎 9 g^{先煎}
	牛膝 18 g	黄芪 9 g	首乌藤 15 g	合欢皮 18 g
	茯神 15 g	制远志 9 g	酸枣仁 27 g	鬼箭羽 9 g

半枝莲 15 g　　　白花蛇舌草 15 g　　紫草 15 g　　　党参 15 g

按语：患者肝气郁结本应用柴胡疏肝散，但因心脾两虚伴汗出严重，故而柴胡疏肝散太过耗散，故而改为逍遥散疏肝解郁，健脾养血，并且加入党参加强补益脾气的功效。出汗过多方用牡蛎散收敛止汗，潮热予地骨皮、牡丹皮清热退蒸，失眠用首乌藤、远志、酸枣仁等养血安神。应对枸橼酸托瑞米芬造成的子宫内膜增厚的不良反应，方中加入紫草应对。

第七章　食管癌案例参考用药及按语

案例一

中医诊断：噎膈之热毒伤阴，精枯血少。

西医诊断：晚期食道癌转移。

治则：滋阴润燥，清热解毒。

处方：沙参麦冬汤加减。

用药：南沙参 30 g　　北沙参 30 g　　生地 30 g　　麦冬 15 g

　　　石斛 15 g　　　白芍 9 g　　　八月札 12 g　　玉竹 12 g

　　　半枝莲 30 g　　白扁豆 12 g　　淮山药 15 g　　阿胶 9 g

二诊：乏力头晕均有减轻，口干舌燥明显好转，精神较前好转，舌质淡黯而润，苔少，脉细数。

用药：北沙参 30 g　　生地 20 g　　　熟地 20 g　　　八月札 15 g

　　　丹皮 9 g　　　当归 12 g　　　白花蛇舌草 30 g　蜣螂虫 6 g

　　　半枝莲 15 g　　银柴胡 24 g　　全瓜蒌 30 g　　山萸肉 12 g

　　　鸡内金 12 g

三诊：二周后诸症得减，唯觉痰多色白，胸骨后作痛，舌暗红，苔薄白，脉细。

用药：上方加干蟾皮 6 g，生马钱子 3 g（打粉），失笑散 6 g（包煎），天龙 6 g。

按语：食道癌中医属"噎膈"之范畴，多因"痰""毒""瘀"互结，日久化热耗伤津液，本例复因放疗，劫夺阴津，则阴更伤，而食道癌未根治，邪毒未去，采用先扶正，后祛邪之法，扶正与祛邪的侧重点逐渐转变，并与病机变化丝丝入扣。一诊时，阴津耗伤虚象明显，故以滋阴扶正为主，仅用一味半枝莲以清热解毒祛邪；二诊时，津液未复，阴血得充，尚能受攻，故方中加用白花蛇舌草、蜣螂虫等解毒化瘀;三诊时,仍以滋阴培本为主,但加用了干蟾皮、生马钱子以化痰、活血消肿止痛。从该病例的诊治过程,体现了中医"治病必求其本"的特色。

案例二

中医诊断:噎膈之痰气瘀毒。

西医诊断:食道癌。

治则:理气化痰,消肿散结。

处方:二陈汤加减。

用药:八月札 30 g　　枸橘 30 g　　陈皮 9 g　　姜半夏 9 g
　　　广木香 9 g　　公丁香 9 g　　干蟾皮 12 g　　急性子 30 g
　　　白花蛇舌草 30 g　苦参 30 g　　丹参 15 g　　生南星 9 g
　　　生马钱子 3 g　　蜣螂虫 9 g　　夏枯草 15 g　　紫草根 30 g
　　　瓦楞子 30 g　　天龙 3 g

经上方治疗后,进食梗阻好转,渐可吃稀饭。三个月后,食道钡餐摄片检查示:"食道中段狭窄长约 6 厘米,黏膜尚清晰完整,无明显充盈缺损,病变较前片明显好转。"原法已效,继续守方服药治疗。进食无明显梗阻。两个月后可吃馒头、饺子等。食道摄片复查示:"食道光滑,未见明显异常,病灶已消失"。继续服药 1 年后,临床症状消失,进食同正常人,并恢复工作。

按语:本例为晚期食管癌属"噎膈"证,乃痰气瘀毒交结于食管所致。方中以八月札、枸橘、木香、丁香理气降逆;天龙、生南星、急性子、瓦楞子、夏枯草等化痰软坚;干蟾皮、马钱子、白花蛇舌草、紫草根、丹参、蜣螂虫等祛瘀通络、解毒消肿,药投病机,故取得临床治愈之效果。

第八章　胃癌案例参考用药及按语

案例一

中医诊断:胃癌之气血两虚。

西医诊断:腺癌。

治则:益气养血。

处方:八珍汤加减。

用药:生黄芪 30 g　　太子参 15 g　　白术 15 g　　白茯苓 15 g
　　　制半夏 12 g　　陈皮 12 g　　当归 9 g　　枸杞子 15 g

女贞子 15 g	生地 15 g	川芎 15 g	白芍 12 g
生薏苡仁 30 g	淮山药 30 g	石韦 12 g	鸡血藤 30 g
红枣 15 g	黄精 15 g	首乌 15 g	阿胶 10 g
知母 9 g	竹茹 12 g	旋覆花 18 g^{包煎}	紫苏梗 9 g
枇杷叶 18 g^{包煎}	八月札 12 g	广木香 9 g	谷芽 30 g
麦芽 30 g	焦山楂 15 g	焦六曲 15 g	

按语：胃癌属于中医学"伏梁""积聚""胃脘痛"等范畴，《济生方》云："夫积者伤滞者也，伤滞之久，停留不化，则成积矣。"本病案中患者已经确诊为胃癌，就诊时已为手术之后，且已行多次化疗，加之疾病日久，气血更虚；其面苍白，纳差，舌淡红，苔白，脉细，四诊合参，证属气血亏虚，故治疗宜益气养血，方以八珍汤加减。方中太子参、黄芪、白术、茯苓益气健脾；川芎、当归、白芍、阿胶、红枣补血调血；血虚日久，必伤及阴，故又加枸杞子、女贞子、生地养阴；一派补养之药，难免滞气生痰，故又加半夏、陈皮、广木香、枇杷叶、紫苏梗等理气化痰；焦三仙入药，消食和胃。纵观全方，布局缜密，步步紧扣病机，用药适度。

案例二

中医诊断：胃癌噎膈之痰气瘀阻，胃热津伤，通降失司。

西医诊断：腺癌。

治则：理气化痰，养阴清热，和胃降逆。

处方：沙参麦冬汤加减。

用药：南沙参 10 g	北沙参 10 g	麦冬 10 g	太子参 10 g
半夏 10 g	瓦楞子 20 g	泽泻 12 g	山慈菇 12 g
八月札 12 g	丁香 5 g	丹参 12 g	失笑散 10 g
石打穿 20 g	急性子 10 g	仙鹤草 15 g	刺猬皮 15 g
守宫 5 g			

二诊：2007 年 6 月，咽喉窒塞感减轻，饮食梗塞感好转，脘痞气逆，胃胀，气窜，大便正常，苔中部薄黄，舌质暗红，脉小弦滑。

用药：上方加藿香 10 g，苏叶 10 g，桔梗 10 g，香附 10 g，黄连 3 g，鸡血藤 15 g，威灵仙 12 g。

三诊：2007 年 7 月，吞咽顺利，无梗塞感，胃胀，气逆，夜半咽痒不舒，化疗已经 5 个疗程，白细胞低下，大便正常。苔中黄腻，舌质暗有紫气，脉小滑。

用药：初诊方加黄连 3 g,吴茱萸 3 g,藿香 10 g,苏叶 10 g,威灵仙 15 g,鸡血藤 20 g,代赭石 20 g,女贞子 10 g,生地 10 g。

按语：此案在攻邪方面,融行气、化痰、消瘀、攻毒为一炉。八月札、丁香行气,半夏、山慈菇、泽泻化痰。山慈菇在《本草正义》中记载"散坚消结,化痰解毒,其力破峻"。胃癌从形成到发展,一般病程较长,引起人体脏腑经络气血的瘀滞,即"久病入血",所以方中加入丹参、失笑散、鸡血藤活血化瘀。方中石打穿"味苦辛平入肺脏,穿肠穿胃能攻坚,噎膈饮之痰立化,津咽平复功最先"(《药镜·拾遗赋》),并加入刺猬皮、守宫等虫类药,其为血肉有情之品,药性效捷,对消化道肿瘤梗塞不通有疗效。后化疗期间,正气不足,患者多见气阴两伤,且化疗也是以毒攻毒之法,伤阴尤速。后用沙参麦冬汤以养阴和胃,再用太子参、仙鹤草健脾补气,太子参合半夏有大半夏汤之意。就诊时患者胃胀气逆明显,故加用藿香、苏叶以理气和胃,左金丸调理肝脾,代赭石重镇降逆。患者因白细胞低下,故加女贞子、地榆养阴生血,减轻化疗不良反应。

第九章　肝癌案例参考用药及按语

中医诊断：肝积之肝郁脾虚。

西医诊断：原发性肝细胞癌。

治则：健脾益气,疏肝软坚。

处方：香砂六君子汤加减。

用药：

党参 9 g	白术 9 g	茯苓 9 g	陈皮 6 g
半夏 6 g	甘草 3 g	木香 6 g	砂仁 3 g
柴胡 9 g	当归 6 g	白芍 12 g	八月札 9 g

二诊：患者胃纳已有好转,嗳气多,矢气少腹部稍痛,脉弦细苔薄白舌质淡红,大便每日一次。

用药：上方加青陈皮 6 g,广郁金 9 g。

以后守上方随症加减服用,随诊 12 个月,患者每 3 月复查一次腹部磁共振,均未见复发转移。

按语：肝癌的发病原因多由肝气郁结,湿热毒邪蕴结,致气血瘀滞,损伤正气,久而积聚成结。患者肝脏肿瘤术后,目前脾胃失养,气机停滞,见有腹胀,脾胃虚弱,水谷运化乏力,见有纳差,气不足无意推动,水湿不行,舌质胖、舌苔白。治拟健脾益气,疏肝软坚,用党参、白术、茯苓、甘草加减益气健脾和胃,陈皮化痰除湿,木香、砂仁和胃行气止痛,甘草调和诸药,另用柴胡疏肝解郁,当归甘辛苦温,养血和血,白芍养血敛阴,柔肝缓急。

第十章　胆囊癌案例参考用药及按语

中医诊断:黄疸之湿热蕴结。

西医诊断:胆囊切除术后。

治则:清热利湿,解毒利胆。

处方:茵陈蒿汤加减。

用药:茵陈 15 g　　　山栀 9 g　　　生大黄 12 g后下　金钱草 30 g

　　　车前草 30 g　　薏苡仁 15 g　　蒲公英 15 g　　白花蛇舌草 30 g

　　　黄芩 9 g　　　野菊花 9 g　　　党参 9 g　　　白术 12 g

　　　白茯苓 12 g　　甘草 6 g

二诊:患者药后发热好转,胃纳稍有好转,腹胀好转,大便每日 1 次

用药:上方加麦冬 12 g,玄参 12 g,北沙参 15 g。

三诊:患者症情平稳,无明显发热,胃纳好转,身黄目黄较前减退,嘱其继服中药。

以后守上方随症加减服用,随诊 10 个月,患者每 4 月复查一次腹部磁共振,均病灶稳定,未见其他部位转移。

按语:胆囊癌可由外感湿热、内伤忧怒、嗜肥酗酒等因素引起。患癌之后可因气虚而郁,胆汁排泄受阻,再次出现阴阳气血逆乱的复杂局面,但中焦脾胃功能失调是其关键,脾虚则木郁,土虚则生湿,日久则湿热蕴结,而成癥积,阻滞胆道,胆汁外溢而成黄疸。方中茵陈苦泄下降,为治黄疸要药,栀子清热降火,通利三焦,助茵陈引湿热从小便而去并佐以大黄泻热逐瘀,通利大便,导瘀热从大便而下。另用金钱草、野菊花清热解毒散结,野菊花入肝经,专清肝胆之火,蒲公英清热解毒利水通淋,泻下焦之湿热,车前草清热利尿,蛇舌草清热解毒,黄芩清热燥湿,泻火解毒。辅以党参益气,白术、茯苓、薏苡仁健脾化湿,以固护后天之本;甘草调和诸药。由于辨证准确,药用精准,患者药到症轻,取得了满意的临床疗效。

第十一章　胰腺癌案例参考用药及按语

中医诊断：黄疸之脾虚湿困。

西医诊断：胆囊切除术后。

治则：健脾燥湿。

处方：香砂六君子汤加减。

用药：党参9g　　　炒白术6g　　　茯苓12g　　　甘草3g

　　　陈皮6g　　　半夏9g　　　　砂仁6g　　　　木香6g

　　　白扁豆9g　　薏苡仁15g　　　莲子肉12g　　干姜6g

　　　预知子15g　　藤梨根15g　　　菝葜15g

二诊上腹部胀满不适仍有，胃纳有增，大便稍溏薄，舌质淡，苔薄白腻，脉细。

用药：上方 + 紫苏梗9g　　　香附9g

按语：该患者上腹部胀满不适，偶有隐痛，胃纳不馨，大便溏薄，小便清，乏力肢软，夜寐安，舌质淡，苔白腻，脉细。西医诊断为胰腺癌术后。中医诊断为内科癌病，辨证为脾虚湿困。治拟健脾燥湿，方用香砂六君子汤加减。方中用党参、茯苓、炒白术、甘草健脾益气；半夏燥湿化痰、止呕；木香行气止痛，健脾消食；白扁豆、砂仁、莲子肉、薏苡仁健脾利湿；干姜温中散寒；预知子活血散结，疏肝理气；藤梨根、菝葜清热解毒抗肿瘤；甘草调和诸药。二诊加紫苏梗、香附加强理气作用。

第十二章　大肠癌案例参考用药及按语

案例一

中医诊断：肠风之气血亏虚，脾虚湿盛。

西医诊断：大肠癌。

治则：益气养血，健脾化湿。

处方：八珍汤加减。

用药：生黄芪10g　　党参12g　　　白术15g　　　白芍药15g

　　　茯苓12g　　　茯神12g　　　当归6g　　　　川芎6g

　　　黄精12g　　　熟地黄9g　　　制何首乌15g　焦山楂15g

　　　焦神曲15g　　生薏苡仁15g　苍术9g　　　　木香6g

　　　黄连3g　　　地锦草18g　　　益母草9g　　　紫苏梗9g

陈皮6g	制半夏6g	藤梨根15g	菝葜15g
猫人参30g	薜荔果18g		

二诊：服药1周后食欲有增，嗳气停止，但食后腹胀，大便欠畅，夜寐欠安，苔薄白，舌黯，脉滑。

用药：上方去苍术，党参，黄精，益母草，加代赭石15g，乌药9g，大腹皮9g，枳壳12g，远志9g，夜交藤30g。

三诊：大便渐畅，腹胀好转。

用药：上方去紫苏梗，加景天三七12g。

效不更方，随证加减，坚持服用中药1年余，病情稳定未见复发。

按语：肿瘤不是一种局限性疾病，而是一种全身性疾病；各种致病因素使得机体阴阳失调，脏腑经络气血功能障碍，从而引起气滞、血瘀、痰凝、热毒等各种病理状态的发生，这些因素进一步发展、相互作用便导致癥块的形成。大肠癌多由正气不足、瘀毒内结所导致，行手术切除后，虽邪气大衰，然正气亦损。该患者已年近古稀，身受手术和化疗戕伐，致使气血两亏，元气大伤，脾胃功能失调，脾胃气虚则失其健运，临床以乏力、大便溏泻为主要表现，治疗当宗"调脾胃，实元气"。正如《医宗必读·古今元气不同论》："气血者，人之所赖以生者也，气血充盈，则百邪外御，病安从来？气血虚损，则诸邪辐辏，百病丛集。"故在治疗时以八珍汤为主益气养血健脾，配木香、生薏苡仁、苍术、黄连醒脾燥湿，佐以藤梨根、菝葜、地锦草、薜荔果、猫人参清热解毒、抗肿瘤。患者补益气血后，精神佳，疾病未复发转移，正合《素问·至真要大论》所说"气血正平，长有天命"。

案例二

中医诊断：泄泻之脾虚湿蕴。

西医诊断：大肠癌。

治则：健脾化湿。

处方：参苓白术散加减。

用药：党参10g	白术15g	茯苓15g	葛根15g
陈皮6g	制半夏9g	白扁豆12g	白豆蔻3g
苍术9g	焦神曲15g	生薏苡仁15g	木香6g
黄连3g	莪术9g	怀牛膝12g	菝葜15g
藤梨根15g	地锦草18g	凤凰衣6g	

二诊：大便次数有所减少，胃纳渐增，苔白厚，脉滑。

用药：上方去焦神曲，加竹茹 6 g，大豆卷 3 g，枳壳 9 g。

三诊：大便日行 2 次，质软，夜寐欠安，余证同前。

用药：上方去葛根，枳壳，加诃子肉 15 g，石菖蒲 15 g，夜交藤 30 g，合欢皮 15 g。

续服一年半，患者大便基本正常，无明显不适，症情稳定。

按语：体虚邪实是老年中晚期肿瘤症候的特点，患者耄耋之年，邪虽实，然正气亦虚，其临床症状所见神疲乏力，大便稀薄黏腻等，反映出脾气虚弱、脾失健运的特点，当扶正祛邪，扶正即扶助正气。脾胃为气血生化之源，大肠癌术后肠道功能的恢复与脾胃升降功能密切相关，《灵枢·本输》曰"大肠小肠皆属于胃，是足阳明经也"，《素问·灵兰秘典论》曰"大肠者，传导之官，变化出焉"。故大肠癌的治疗尤为重视脾胃的升清降浊。本例脾虚湿蕴，治以益气健脾、渗湿止泻为主，佐以清热解毒，以参苓白术散加减最为适宜，加怀牛膝以补肝肾，强筋骨，苍术、白豆蔻燥湿健脾，陈皮、半夏以燥湿化痰，葛根升阳止泻。

第十三章　肾癌案例参考用药及按语

中医诊断：内科癌症之气血两虚。

西医诊断：右肾癌术后。

治则：补气养血，健脾补肾。

处方：十全大补汤加减。

用药：

生黄芪 30 g	党参 12 g	白术 9 g	茯苓 15 g
当归 9 g	熟地 15 g	白芍 12 g	枸杞子 12 g
黄精 15 g	淫羊藿 12 g	仙鹤草 30 g	甘草 3 g
陈皮 9 g	茯神 9 g	合欢皮 9 g	蛇舌草 15 g
半枝莲 15 g	炒谷芽 30 g	炒麦芽 30 g	焦山楂 15 g
焦六曲 15 g			

二诊：患者乏力较前好转，夜寐仍欠安，大便日行 1～2 次，质溏，舌质淡，苔薄白，脉沉细。

用药：上方加五味子 9 g，炒酸枣仁 15 g。

此方继续服用一月，症状缓解。

按语：患者右肾癌术后，疏于复查及治疗，调养失调，后复发，服用靶向药，证属肾癌术后气血亏虚证，依据中医"虚则补之"的原则，予患者补气养血，健脾补肾。选方十全大补汤。

第十四章　膀胱癌案例参考用药及按语

中医诊断：血尿之阴虚火旺。

西医诊断：膀胱全切除术后。

治则：滋阴降火。

处方：知柏地黄丸加减。

用药：知母 12 g　　黄柏 12 g　　生地 30 g　　丹皮 9 g

墨旱莲 9 g　　炙龟板 12 g　　牛膝 12 g　　菟丝子 15 g

土茯苓 30 g　　半枝莲 30 g　　煅龙骨 15 g　　煅牡蛎 15 g

浮小麦 30 g　　茯神 15 g

二诊：患者五心烦热、盗汗明显好转，夜寐仍欠安，夜尿仍多，舌质红，苔薄黄，脉细数。

用药：上方加炒酸枣仁 15 g，五味子 9 g。

此方继续服用一月，症状缓解。

按语：肾阴亏虚是膀胱癌患者常见证型之一，此患者肾阴亏虚症状明显，治疗予滋阴降火，选方知柏地黄丸加减，方中六味地黄丸是滋补肾阴亏虚的一个基本方，加入知母、黄柏清热滋阴，再予随症加减，患者症状改善明显。

第十五章　前列腺癌案例参考用药及按语

中医诊断：劳淋之肝肾阴虚。

西医诊断：前列腺恶性肿瘤；骨继发恶性肿瘤。

治则：滋肝肾，解毒散结。

处方：六味地黄丸加减。

用药：熟地黄 18 g　　山茱萸 9 g　　牡丹皮 6 g　　山药 9 g

茯苓 6 g　　泽泻 6 g　　枸杞子 9 g　　龟板胶 9 g

浮小麦 30 g　　糯稻根 30 g　　黄柏 9 g　　知母 15 g

白花蛇舌草 15 g　　半枝莲 15 g　　瓜蒌仁 30 g　　麻子仁 30 g

二诊：服药后下腹部酸胀感，耳鸣，潮热盗汗改善，尿频较前好转，患者夜间口干，寐差。

用药：上方加太子参 15 g，酸枣仁 30 g。

患者继前治疗并坚持口服中药汤剂，临床症状基本消失，病情平稳。

按语：本例患者主要表现下腹部酸胀感，偶感腰背部酸痛，时有耳鸣，潮热盗汗，烦躁，无腹痛，胃纳可，大便干结，尿频，小便色清，寐差，舌淡红苔少脉细。证属肝肾阴虚，患者年过六旬，正气渐虚，加之长期吸烟，烟毒之气内蕴，致上焦肺热气壅，热燥伤津，肺失通调，中焦湿热不解，湿聚成痰，下注于膀胱，致膀胱气化无权，而发为本病。痰邪积聚，流窜经络，阻滞气血，痰瘀互结，客于他脏而出现转移。患者久病伤肾，肾气亏虚，骨骼失其所养，而致下腹部酸胀感，偶感腰背部酸痛，时有耳鸣，尿频而小便色清。同时伴有乏力、潮热盗汗之症，结合舌脉，提示虚重实轻，正虚为本，邪实为标，综合分析为肝肾阴虚为患。基本方组成中，用熟地黄，山茱萸，龟板胶，枸杞子滋肾填精；山药补脾固精；又用泽泻清泻肾火，并防熟地黄之滋腻；丹皮清泄肝火，并制山茱萸之温，茯苓淡渗健脾湿，以助山药之健运；黄柏，知母滋阴清热，浮小麦，糯稻根养阴除虚热止汗，白花蛇舌草，半枝莲软坚散结，瓜蒌仁，麻子仁润肠通便。全方扶正兼祛邪，既辨证施治，又针对病机而用药。后续复诊过程，均根据患者病证变化而加减用药。经治疗，收获良效。

第十六章　子宫内膜癌案例参考用药及按语

中医诊断：石瘕之气滞血瘀。

西医诊断：子宫内膜癌。

治则：理气散结、活血祛瘀止痛。

处方：膈下逐瘀汤加减。

用药：
生黄芪 30 g	党参 30 g	白术 9 g	当归 12 g
生地 12 g	三棱 12 g	莪术 30 g	天花粉 15 g
川楝子 12 g	延胡索 12 g	赤芍 15 g	台乌药 12 g
生牡蛎 30 g	郁金 12 g	鸡内金 9 g	生山楂 9 g

二诊：患者自诉服上方后疼痛有所减轻，但仍有反复，乏力及胃纳改善，二便调，夜寐欠佳，入睡困难。舌质淡暗有斑点，苔薄，脉弦涩。

用药：上方加芍药 30 g，甘草 6 g，夜交藤 30 g，枣仁 15 g。

后随访患者疼痛明显减轻,纳寐可,二便调,全身状态良好。继续以上方为基础随证加减,症情稳定,经检查未见复发和转移。

按语:子宫内膜癌中医属于"崩漏""五色带""石瘕"等范畴。该患者因长期情志不遂,肝气郁结,疏泄失调,冲任虚损,督脉失司,气血凝滞,瘀血蕴结于子宫,日久成块进一步发展为癌毒。本患证属气滞血瘀,不通则痛,在遣方用药时以理气散结,祛瘀止痛为主。方中赤芍、延胡索、当归活血通经,行瘀止痛,川楝子行气疏肝止痛,三棱、莪术破血行气,消积止痛,乌药、郁金调气疏肝,生黄、党参、白术健脾益气,生地、天花粉养阴,鸡内金健胃消食,生山楂健胃行气散瘀。全方攻坚而不伤正,消瘀而不伤阴,切合病机,取得较好疗效。

第十七章　卵巢癌案例参考用药及按语

中医诊断:腹痛之水湿停滞。

西医诊断:卵巢癌Ⅲ期术后。

治则:健脾利水渗湿。

处方:六君子汤加减。

用药:党参 9 g　　炒白术 9 g　　白茯苓 27 g　　炙甘草 9 g

陈皮 9 g　　制半夏 9 g　　炒薏苡仁 27 g　泽泻 18 g

桂枝 6 g　　猪苓 18 g　　川楝子 9 g　　木香 6 g

小茴香 3 g　　制吴茱萸 3 g　　蛇莓 18 g　　半枝莲 15 g

白花蛇舌草 15 g

按语:根据辨证方用六君子健脾,五苓散利水,茴香楝子丸散下焦寒痛,并用蛇莓、半枝莲、白花蛇舌草解毒抗肿瘤。

第十八章　子宫颈癌案例参考用药及按语

中医诊断:带下之气血两虚。

西医诊断:宫颈癌术后。

治则:补气血。

处方:六君子汤加减。

用药:党参 9 g　　炒白术 9 g　　白茯苓 9 g　　炙甘草 9 g

陈皮 9 g　　制半夏 9 g　　黄芪 30 g　　当归 9 g

| 天麻 9 g | 首乌藤 15 g | 茯神 15 g | 合欢皮 18 g |
| 半枝莲 15 g | 蛇莓 18 g | 白花蛇舌草 15 g | |

按语：根据辨证方拟六君子加健脾，当归补血汤气血双补，天麻息风改善眩晕，首乌藤、合欢皮、茯神安神助眠，蛇莓、半枝莲、白花蛇舌草解毒抗肿瘤。

第十九章　恶性淋巴瘤案例参考用药及按语

中医诊断：上石疽之痰瘀互结兼有脾气亏虚。

西医诊断：霍奇金淋巴瘤。

治则：软坚活血化痰，益气健脾。

处方：四君子汤加减。

用药：生黄芪 30 g	党参 15 g	炒白术 15 g	白茯苓 15 g
望江南 30 g	白花蛇舌草 30 g	夏枯草 30 g	海藻 30 g
牡蛎 30 g	僵蚕 9 g	丹参 30 g	全瓜蒌 30 g
山药 15 g	王不留行 15 g	蜂房 12 g	厚朴 12 g

二诊：一周后复诊，诉外院拟定化疗方案将行，服用一周中药后自觉双侧腋下肿胀感消失，左颈部肿块较前大小相仿，质地较前稍有转软，乏力倦怠感有所减轻，胃纳转馨，余症同前。舌色偏暗舌体胖，苔薄白，舌边见瘀点。脉细。

用药：生黄芪 30 g	党参 15 g	炒白术 15 g	白茯苓 15 g
北沙参 15 g	南沙参 15 g	枇杷叶 9 g	紫苏梗 9 g
仙鹤草 15 g	望江南 30 g	白花蛇舌草 30 g	夏枯草 30 g
僵蚕 9 g	丹参 30 g	山药 15 g	王不留行 15 g
生甘草 6 g	陈皮 6 g	制半夏 12 g	

按语：以扶正抗瘤理念为基础，配合辨证的软坚散结中药合并运用。本医案所用药物以四君子汤为底方，配合治疗恶性淋巴瘤痰瘀互结证中多用的望江南、白花蛇舌草、僵蚕、夏枯草、海藻、牡蛎、白茅根、丹参、全瓜蒌、昆布、海藻、山药、桃仁、南沙参、王不留行、三棱、莪术、蜂房等药物。根据患者具体情况临证加减。四君子汤益气扶正，望江南、白花蛇舌草、僵蚕、夏枯草、海藻、蜂房等软坚散结，全瓜蒌、白茅根等清热化痰，稍佐王不留行子、桃仁活血开瘀，又加入山药、南沙参，两药入脾胃经，使后天之本得以照顾，充

沛后天之气血来源。全方涵盖化痰、祛瘀、扶正三法。在临证施治当中,考虑到患者不同的治疗阶段,应当分清扶正及驱邪孰轻孰重,具体再行变化。若同时结合西医放化疗,则应以顾护正气养胃和逆为主祛邪为辅,使患者能够顺利完成相关治疗,故特在二诊时加入降气和逆补虚药物减轻化疗不良反应。

第二十章　黑色素瘤案例参考用药及按语

中医诊断:脱疽之湿毒内蕴,兼气血亏虚。

西医诊断:黑色素瘤。

治则:益气养血,清热利湿解毒。

处方:八珍汤加减。

用药:

生黄芪 30 g	生白术 15 g	炒党参 12 g	白茯苓 15 g
广陈皮 9 g	炒当归 9 g	熟地黄 15 g	人参 6 g
生薏苡仁 18 g	淮山药 18 g	夏枯草 10 g	枸杞子 18 g
女贞子 15 g	制黄精 15 g	白花蛇舌草 15 g	菝葜 15 g
野葡萄藤 15 g	藤梨根 15 g	垂盆草 15 g	田基黄 15 g
茵陈 15 g	金钱草 30 g	百合 15 g	炒谷芽 15 g
炒麦芽 15 g	鸡内金 9 g		

二诊:体力及精神状态好转,肝功能指标正常,肝区胀痛减轻,守方续服。

按语:黑色素瘤的发生系肺脾内虚,脏腑功能失调,机体津血运行阻滞,癌毒内生,而致本病,脾虚是本病发生发展的始动内因,正如李东垣所说"脾病,当脐有动气,按之牢若痛,动之筑筑然,坚牢如有积而硬,若以痛也,甚则亦大痛,有是则脾虚病也"。故本病属本虚标实之症,加之该患者屡经手术、化疗、免疫治疗等治疗后,正气大伤,气血两虚,然仍有余毒肆虐,湿毒未清。故对于该患者的治则应为扶正祛邪并举,扶正侧重气血脾胃,祛邪重在湿毒,方中以八珍汤为基础,配合山药、薏苡仁共奏益气健脾之功,枸杞子、女贞子、制黄精、兼顾肾虚,百合、当归、熟地滋补阴血,以上诸药扶正以培本。祛邪方面,患者肝继发肿瘤,反复化疗后肝区胀痛,重在疏利肝胆,利湿解毒,方中选用垂盆草、田基黄、茵陈、金钱草四药,既有清利湿热,导邪外出之功,又可疏肝利胆,配合野葡萄藤、藤梨根、蛇舌草等药又可清热解毒抗癌,佐以谷麦芽、鸡内金护胃和中。诸药合用,共奏益气养血,清热利湿解毒之功。

第二十一章　骨恶性肿瘤案例参考用药及按语

中医诊断:肺积之肾虚火郁,脉络不利。

西医诊断:肺癌、骨转移,左髋关节置换术后。

治则:滋阴补肾强筋骨,化瘀解毒通络。

处方:知柏地黄丸加减。

用药:

熟地黄 15 g	怀山药 15 g	山茱萸 15 g	肥知母 9 g
黄柏 9 g	丹皮 9 g	补骨脂 12 g	续断 15 g
太子参 15 g	麦冬 9 g	当归 9 g	自然铜 9 g
透骨草 15 g	川芎 9 g	延胡索 15 g	寻骨风 15 g
石见穿 30 g	鸡内金 9 g	炒谷麦芽各 30 g	焦楂曲各 15 g

二诊:7 剂后,疼痛减轻,纳食增加,失眠多梦,治守原法。

用药:上方加珍珠母 30 g,酸枣仁 12 g。

按语:晚期肺癌患者多数可出现骨转移,表现为局部疼痛明显,痛有定处。其形成中医认为内因在肾,因肾主骨,骨生髓,外因感受邪毒,下陷肌肤,毒攻于内,伤筋蚀骨或气血凝滞经络受阻,日久结毒成瘤。肾精不足,筋骨失养可见腰酸跛行;虚火灼伤津液,可见口干乏力,盗汗,形体消瘦。舌红苔少有瘀点,脉滑数为瘀血阻络之象。故本例肺癌骨转移疼痛,证属肾虚火郁,瘀血阻络。治从滋阴补肾强筋骨,活血化瘀通络止痛着手,方以知柏地黄丸为主,化裁而来。方中熟地黄、山药、山萸肉、续断、知母、黄柏、丹皮、透骨草滋阴降火补肾强筋骨,加入补骨脂、自然铜、石见穿、当归等补肾活血,川芎、延胡索、寻骨风理气通络止痛之品,再和益气养阴之太子参、麦冬濡养肺气,鸡内金、炒谷麦芽等消食顾护胃气。

第二十二章　软组织肉瘤案例参考用药及按语

中医诊断:内科瘤病痰湿凝聚。

西医诊断:软组织肉瘤。

治则:健脾化痰,软坚散结。

处方:海藻玉壶汤加减。

用药：海藻 12 g   昆布 12 g   海带 10 g   法半夏 9 g

陈皮 9 g   青皮 10 g   象贝母 10 g   当归 10 g

川芎 10 g   独活 10 g   炙甘草 5 g

二诊：患者药后乏力纳呆改善，肿块未见增大。

用药：上方加莪术 9 g。

三诊：患者症情平稳，肿块腿部肿瘤见软略有减小，其伸直功能亦明显改善，无新增肿块，自觉无其他明显不适，嘱其继服中药。

以后守上方随症加减服用，随诊 24 个月，患者每 3 个月复查 B 超，病灶为初诊一半大小，且无新增肿块。

按语：软组织肉瘤属于"筋瘤""血瘤""肉瘤""气瘤""脂瘤"的范畴。其中脂肪肉瘤是属恶瘤范围。其发生多由起居不当、饮食不节、七情内伤或外邪侵扰等原因，致脏腑功能紊乱，痰、气滞、瘀、邪毒互相影响而成。脾胃功能失调则津液停聚而成痰湿，痰湿集聚成结而生此病。本例患者因长期过劳，饮食不节，脾失健运，湿凝成痰，留伏组织经络而发此病。治宜以健脾化痰，软坚散结。针对本虚的病机，药用海藻、海带、昆布化痰软坚，消肿散结，半夏、贝母化痰散结，陈皮、青皮疏肝理气，川芎、当归辛散活血，独活通经活络，莪术理气活血，甘草调和诸药，共奏健脾化痰，消肿散结之功。由于辨证准确，药用精准，患者病灶缩小且无新发病灶，取得了满意的临床疗效。